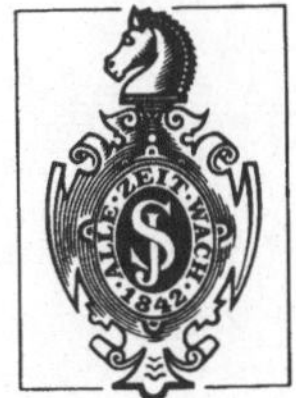

Zur Therapie des Prostatakarzinoms

Eine Standortbestimmung

Herausgegeben von Reinhard Nagel

Mit 24 Abbildungen und 31 Tabellen

Springer-Verlag
Berlin Heidelberg New York
London Paris Tokyo
Hong Kong Barcelona
Budapest

Professor Dr. med. Reinhard Nagel

Urologische Klinik und Poliklinik
Universitätsklinikum Rudolf Virchow
Freie Universität Berlin
Augustenburger Platz 1

13353 Berlin

ISBN-13: 978-3-540-56597-0   e-ISBN-13: 978-3-642-78164-3
DOI: 10.1007/978-3-642-78164-3

Die Deutsche Bibliothek – CIP-Einheitsaufnahme. Zur Therapie des Prostatakarzinoms :
eine Standortbestimmung ; mit 31 Tabellen / hrsg. von Reinhard Nagel. – Berlin ;
Heidelberg ; New York ; London ; Paris ; Tokyo ; Hong Kong ; Barcelona ; Budapest :
Springer, 1993

NE: Nagel, Reinhard [Hrsg.]

Satz: Konrad Triltsch, Graphischer Betrieb, Würzburg

21/3130-5 4 3 2 1 0 – Gedruckt auf säurefreiem Papier

Vorwort

Obgleich seit 50 Jahren das Prinzip der antiandrogenen Behandlung des lokal fortgeschrittenen Prostatakarzinoms bekannt ist und als nobelpreiswürdig anerkannt wurde, trotz Verbesserung dieser Therapie, Fortschritten in der Diagnostik und trotz des Nachweises, daß kleine auf die Prostata beschränkte Karzinome durch die radikale Prostatektomie definitiv kurabel sind, scheinen derzeit mehr Probleme offen als gelöst zu sein. Die kaum noch überschaubare Literatur weist darauf hin.

Nach den Symposien 1987 und 1989 mit dem Schwerpunkt der konservativen Therapie des lokal fortgeschrittenen Karzinoms wurden auf dem dritten Symposium in Berlin vom 27.–29. 3. 1992 die operativ-kurative Therapie, bildgebende Verfahren, die Rolle des PSA, die konservative Therapie, die Frage des Wertes der totalen Androgen-Blockade, die vielfältigen Probleme bei der Planung von Multicenter-Studien, Möglichkeiten der Strahlentherapie und neueste Gesichtspunkte der Schmerztherapie dargestellt.

Insbesondere auf dem Gebiet der Schmerztherapie ist wohl für die Patienten, die an ihrem nun symptomatisch gewordenen Tumorleiden sterben werden, im letzten Jahrzehnt der größte Fortschritt erzielt worden.

Durch den modernen, von der WHO standardisierten Stufenplan der Schmerztherapie ist es möglich, bei Patienten in diesem Stadium den Circulus vitiosus von „Schmerz-Angst-Depression-Schmerz" durch die entsprechende medikamentöse Therapie mit Analgetika und Opiaten zu durchbrechen und diesen Patienten ein weitgehend qualfreies Lebensende zu ermöglichen – sofern die Grundsätze der Schmerztherapie konsequent befolgt werden.

Prof. Dr. R. Nagel, Berlin

Inhaltsverzeichnis

1 Wieviel Diagnostik ist erforderlich für die Entscheidung:
Radikale Operation oder palliative Therapie?
R. ACKERMANN 1

Diskussion 9

2 Die radikale Prostatektomie:
Diskussion einiger offener Fragen
E. J. ZINGG und ST. JENZER 15

Diskussion 25

3 Bedeutung und Grenzen des PSA in der Diagnose
und Verlaufskontrolle des Prostatakarzinoms
E. P. ALLHOFF 33

3.1 Mögliche Ursachen einer PSA-Erhöhung 33
3.2 Einflüsse auf den PSA-Titer
bei der Karzinomdiagnostik 34
3.3 Staging 37
3.4 Verlaufskontrolle 37

Diskussion 42

4 Hormonelle Therapie des metastasierten
Prostatakarzinoms
TH. SENGE und H. SCHULZE 47

4.1 Orchiektomie 47
4.2 Suppression der hypophysären LH-Sekretion . . . 48
4.3 Hemmung der Androgensynthese 50
4.4 Hemmung der Androgenbindung 50
4.5 Komplette Androgenblockade 51
4.6 Chemohormonale Therapie 52
4.7 Zeitpunkt der Therapieeinleitung 52

Diskussion 56

5 Ist die komplette Androgenblockade
   beim fortgeschrittenen Prostatakarzinom notwendig?
   M. WIRTH   59

   5.1 Prinzip der kompletten Androgenblockade   59
   5.2 Ergebnisse der kompletten Androgenblockade
        beim fortgeschrittenen Prostatakarzinom   61

   Diskussion   70

6 Einfluß der Planung auf die Qualität klinischer Studien
   J. E. ALTWEIN   73

   6.1 Studie ohne interne Kontrollen   73
   6.2 Kontrollierte Studien   76
   6.3 Randomisierte Studien   78
   6.4 Studienendpunkte   80
   6.5 Metaanalyse   82
   6.6 Schlußfolgerung   85

   Diskussion   87

7 Die Strahlentherapie beim Prostatakarzinom
   H. ERNST   91

   7.1 Kurative Therapie   91
   7.2 Adjuvante Strahlentherapie   96
   7.3 Palliative Bestrahlung   97
   7.4 Gynäkomastiebestrahlung (Prophylaxe)   98

   Diskussion 100

8 Schmerztherapie beim Prostatakarzinom
   K. A. LEHMANN, S. GROND und D. ZECH 107

   8.1 Tumorschmerzen und Behandlungskonzepte . . . 107
   8.2 Schmerzen beim Prostatakarzinom 110
   8.3 Zusammenfassung 119

   Diskussion 125

Mitarbeiterverzeichnis

ACKERMANN, R., Urologische Universitätsklinik, Moorenstraße 5, 40225 Düsseldorf

ALLHOFF, E. P., Medizinische Hochschule Hannover, Urologische Abteilung, Konstanty-Gutschow-Straße 8, 30625 Hannover

ALTWEIN, J. E., Krankenhaus der Barmherzigen Brüder, Urologische Abteilung, Romanstraße 93, 80639 München

ERNST, H., Universitätsklinikum Steglitz, Radiologische Klinik und Poliklinik, Abteilung für Strahlentherapie, Hindenburgdamm 30, 12203 Berlin

GRUND, S., Institut für Anästhesiologie und Operative Intensivmedizin der Universität, Joseph-Stelzmann-Straße 9, 50931 Köln

JENZER, ST., Urologische Klinik und Poliklinik, Inselspital, Anna-Seiler-Haus, CH-3010 Bern

LEHMANN, K. A., Institut für Anästhesiologie und Operative Intensivmedizin der Universität, Joseph-Stelzmann-Straße 9, 50931 Köln

SCHULZE, H., Marienhospital, Urologische Klinik, Widumer Straße 8, 44627 Herne

SENGE, TH., Marienhospital, Urologische Klinik, Widumer Straße 8, 44627 Herne

WIRTH, M., Klinik und Poliklinik für Urologie der Medizinischen Akademie, Fetscherstraße 74, 01307 Dresden

ZECH, D., Institut für Anästhesiologie und Operative Intensivmedizin der Universität, Joseph-Stelzmann-Straße 9, 50931 Köln

ZINGG, E. J., Urologische Klinik und Poliklinik, Inselspital, Anna-Seiler-Haus, CH-3010 Bern

1 Wieviel Diagnostik ist erforderlich für die Entscheidung: Radikale Operation oder palliative Therapie?

R. ACKERMANN

Aus didaktischen Gründen erscheint es sinnvoll, das Thema dahingehend zu formulieren und zu fragen, welche Untersuchungen notwendig sind, um einen Patienten mit hoher Wahrscheinlichkeit als ungeeignet für einen radikalen operativen Eingriff zu identifizieren. Dies impliziert, daß alle diejenigen Patienten, die nicht in diese Gruppe gehören, zumindest theoretisch für einen radikalen Eingriff in Erwägung zu ziehen sind. Einigkeit besteht darüber, daß bei Vorliegen von Fernmetastasen, wobei es sich in der überwiegenden Mehrzahl der Fälle um ossäre Absiedlungen handelt, radikale operative Maßnahmen kontraindiziert sind.

Als erste Maßnahme ist deshalb bei allen Patienten mit histologisch gesichertem Prostatakarzinom zu überprüfen, ob eine Knochenmetastasierung vorliegt. Die Knochenszintigraphie erweist sich aufgrund einer höheren Sensitivität der konventionellen Röntgenuntersuchung überlegen. Chybowski et al. (1991) haben in einer retrospektiven Analyse von 521 neu diagnostizierten und unbehandelten Patienten mit Prostatakarzinom die Beobachtung gemacht, daß der Befund des Ganzkörperknochenszintigramms mit einem P-Wert von < 0.0001 hoch signifikant mit der PSA-Serumkonzentration korreliert (Tabelle 1.1). Die aus der erwähnten Untersuchung entnommenen Daten zeigen, daß bis zu einer Serumkonzentration von 10 ng/ml kein positiver szintigraphischer Befund erhoben wurde, während in einem Konzentrationsbereich zwi-

Tabelle 1.1. Korrelation von PSA-Werten und Knochenszintigraphie (Chybowski et al. 1991)

PSA-Werte [ng/ml]	Patienten [%]		Patienten mit positiver Szintigraphie [%]	
0,0− 4,0	89	(17)	0	(0)
4,1− 10,0	118	(22)	0	(0)
10,1− 20,0	99	(19)	1	(1)
20,1− 50,0	99	(19)	7	(7)
50,1−100,0	60	(12)	23	(38)
> 100	56	(11)	40	(71)
Gesamt	521	(100)	71	(14)

p-Wert < 0,0001

schen 50 und 100 ng/ml bereits ⅓ der Patienten einen metastasenverdächtigen Befund lieferten und daß jenseits von 100 ng/ml 70% der Patienten eine vermehrte Aktivitätsanreicherung im Knochenszintigramm aufweisen. Anders betrachtet zeigen die errechneten Konfidenzintervallgrenzen, daß bis zu einem oberen Grenzwert von 15 ng/ml mit 100%iger Sicherheit davon ausgegangen werden kann, daß keine Metastasierung vorliegt. Mit steigender Grenzwertkonzentration bis 35 ng/ml nimmt der negative Vorhersagewert aber nur geringfügig auf 98,9% ab (Tabelle 1.2). Daraus läßt sich schließen, daß bei PSA-Serumkonzentrationen bis 35 ng/ml die Wahrscheinlichkeit einer Fernmetastasierung außerordentlich gering ist. Bei der Interpretation dieser Befunde ist zu bedenken, daß es sich um eine retrospektive Analyse handelt und daß bei PSA-Serumkonzentrationen über 50 ng/ml bei immerhin 30% der Patienten szintigraphisch kein Metastasenverdacht erhoben werden kann. Das bedeutet, daß bei Patienten mit einem PSA-Wert über 50 ng/ml nicht von vornherein eine radikale Intervention kontraindiziert ist. Zu bedenken ist auch, daß über Einzelfälle berichtet wurde, bei denen trotz einer ossären Metastasierung der PSA-Wert nicht erhöht war. Diese offensichtlich außerordentlich dedifferenzierten Karzinome scheinen kein PSA mehr zu bilden. Auf die Ganzkörperknochenszintigraphie kann aus diesen Gründen zum gegenwärtigen Zeitpunkt nicht verzichtet werden.

Bis in jüngste Vergangenheit bestand Einigkeit darüber, daß Patienten mit regionärer Lymphknotenmetastasierung nur palliativ zu behandeln sind. Dieses Prinzip wird in zunehmendem Maße verlassen, indem auch bei begrenztem Befall der pelvinen Lymphknoten die Indikation zur radikalen Prostatektomie mit einer gleichzeitig einzuleitenden hormonellen Behandlung gestellt wird. Auch wenn der Lymphknotenbefall zunächst grundsätzlich keine Kontraindikation mehr darstellen sollte, so wird der Umfang der Metastasierung vor allem auch im Zusammenhang mit anderen Faktoren, wie Alter und Allgemeinzustand des Patienten in vielen Fällen die Entscheidung für oder gegen einen radikalen Eingriff beeinflussen.

Die nichtinvasiven diagnostischen Möglichkeiten zum Nachweis oder Ausschluß einer regionären Lymphknotenmetastasierung sind begrenzt. Die pedale Lymphangiographie ist trotz der von Spellman erreichten Spezifität

Tabelle 1.2. Negativer Vorhersagewert für unterschiedliche PSA-Serumwerte (Chybowski et al. 1991)

PSA Grenzwert [ng/ml]	Negativer Vorhersagewert [%]	95% Konfidenz- Intervallgrenzen [%]
bis 10	100	98,8−100
bis 15	100	98,6−100
bis 20	99,7	98,2− 99,9
bis 25	99,4	97,9− 99,9
bis 30	99,2	97,6− 99,8
bis 35	98,9	97,3− 99,7

von 92% mit einer Sensitivität zwischen 60 und 70% verlassen worden, da die Obturatoriuslymphknoten bei dieser Untersuchung als primäre Station der Metastasierung nicht erfaßt werden. Auch die Ultraschalluntersuchung hat keine wesentliche Bedeutung bei der Evaluierung der lokoregionären Lymphknoten, da durch das begrenzte Beobachtungsfeld tief gelegene Lymphknoten nicht im ausreichenden Maße beurteilt werden können. Diese Ansicht wurde auch auf der letzten Konsensus-Konferenz des National Institute of Health vertreten. Die Computertomographie besticht zwar durch ihre hohe Spezifität, die über 90% liegt. Eigene Untersuchungen, die von Buszello et al. (1990) publiziert wurden, aber auch Daten von Benson et al. (1981) und Golimbu et al. (1979) bestätigen, daß die Sensitivität dieses Untersuchungsverfahrens aber unter 30% liegt (Tabelle 1.3). Die Kernspintomographie liefert ähnliche Befunde wie die Computertomographie und wird letztlich nur zur Steigerung der Kosten beitragen.

Wie Untersuchungen von Stamey et al. (1989), aber auch von anderen Autoren gezeigt haben, differiert der mittlere Wert der PSA-Serumkonzentration signifikant zwischen Patienten mit und ohne Lymphknotenmetastasierung. Allerdings besteht bei einem Vergleich der Einzelwerte in hohem Maße eine Überlappung, so daß der PSA-Wert im Einzelfall zur Beurteilung der pelvinen Lymphknoten nicht herangezogen werden kann. Benson et al. (1992) sind in ihren Untersuchungen einen Schritt weitergegangen und haben die PSA-Dichte als Quotient aus PSA-Wert und mittels transrektaler Sonographie ermitteltem Prostatavolumen errechnet und mit Hilfe dieses Wertes analysiert, ob damit Patienten mit und ohne Metastasierung gegeneinander abgegrenzt werden können.

Die zahlenmäßig begrenzte Untersuchung zeigte, daß bei annähernd 100% der Patienten mit einem PSA-Dichtewert >1, die auch nach radikaler Prostatektomie meßbare Mengen von PSA im Serum aufwiesen, dies als Indikator für verbliebenes Gewebe angesehen werden kann. Dabei blieb unklar, ob diese PSA-Persistenz durch verbliebenes Tumorgewebe im Bereich der Absetzungsränder oder durch nicht entfernte metastatische Lymphknoten verursacht wurde.

Tabelle 1.3. Bildgebende Verfahren beim Lymphknoten-Staging des Prostatakarzinoms

Autor	Spezifität [%]	Sensitivität [%]
Lymphographie		
Loening (1977)	30	75
Spellmann (1977)	92	57
Grossmann (1980)	66	56
Computertomographie		
Golimbu (1981)	93	30
Benson (1981)	94	0
Buszello (1990)	98	0

Aufgrund dieser Befunde muß festgestellt werden, daß es zum gegenwärtigen Zeitpunkt keine Untersuchungsverfahren gibt, mit denen die pelvinen Lymphknoten mit ausreichender Sicherheit beurteilt werden können. In der Entscheidung, ob ein Patient einer radikalen Prostatektomie unterzogen werden kann oder palliativ therapiert werden muß, spielt deshalb die klinische Beurteilung der pelvinen Lymphknoten zunächst keine Rolle.

In den vergangenen Jahren hat sich eine Vielzahl von wissenschaftlichen Beiträgen mit den Problemen der klinischen Bestimmung des T-Stadiums befaßt, obwohl diese Information für oder gegen eine Operationsindikation kaum noch von Bedeutung ist. Der lokal extrem fortgeschrittene Tumor wird durch die rektale Palpation ohnehin erfaßt und stellt zum gegenwärtigen Zeitpunkt eine Kontraindikation für eine radikale operative Therapie dar.

Weshalb also die großen Bemühungen, das T-Stadium möglichst genau mit klinischen Mitteln erfassen zu wollen?

1. Die lokale Tumorausdehnung bestimmt, ob eine erektionsprotektive Operationsmodifikation in Erwägung gezogen werden kann.
2. Sie ist im Zusammenhang mit der Aufklärung des Patienten von großer Bedeutung, da periprostatische Tumorinfiltration, Befall der Samenbläschen und die Infiltration der Urethra bzw. des Blasenhalses eine signifikant schlechtere Prognose anzeigen.
3. Sie könnte von Bedeutung sein, wenn neoadjuvante hormonelle Maßnahmen in Erwägung gezogen werden, deren Zweckmäßigkeit zum gegenwärtigen Zeitpunkt aber keineswegs belegt ist.

Der Versuch, die Tumorstadien T2 und T3 allein mit bildgebenden Verfahren mit hoher Sicherheit abzugrenzen, kann aus prinzipiellen Erwägungen kaum erfolgreich ausfallen. Zum einen handelt es sich fast ausschließlich um Tumorläsionen, die bei der Palpation noch als operabel erachtet werden, d. h. daß selbst bei Vorliegen einer extrakapsulären Tumorinfiltration diese im Ausmaß gering und deshalb palpatorisch nicht erfaßbar ist. Zum anderen rechnet die Fassung der UICC von 1987 Tumoren mit Infiltration der Prostatakapsel jedoch ohne periprostatische Infiltrationen dem Stadium T3 zu. Da die Infiltration der Prostatakapsel nur mikroskopisch nachweisbar ist, werden diese Fälle mit keinem Verfahren sicher zu identifizieren sein. Alle in der Literatur angegebenen Daten zur Sensitivität, Spezifität, positivem und negativem prädiktiven Wert der verschiedenen Verfahren stellen deshalb relative Werte dar, die vom prozentualen Anteil solcher Fälle innerhalb der untersuchten Patientengruppen abhängen.

In einer Vielzahl von Studien wurden Tumorausdehnung und -volumen mittels Serienschnitten von Operationspräparaten bestimmt und den durch rektale Palpation, transrektale Ultraschalluntersuchung, Computer- und Kernspintomographie ermittelten Befunden gegenübergestellt. Seit langem ist bekannt, daß die digitale Beurteilung der Prostata nicht geeignet ist, ein organüberschreitendes Tumorwachstum mit ausreichender Sicherheit zu erfassen, vorausgesetzt, es handelt sich um einen limitierten Prozeß. Schröder et al. (1976) fanden im Rahmen einer solchen Untersuchung eine Unterschätzung

Tabelle 1.4. T-Staging beim Prostatakarzinom – Kapselpenetration

	DRE n = 62	TRUS n = 47	CT n = 41	MRI n = 37
Sensitivität (%)	11	53	12	54
Spezifität (%)	96	71	94	85
Genauigkeit (%)	45	60	44	65

Tabelle 1.5. T-Staging beim Prostatakarzinom – Kapselpenetration

	DRE n = 62	TRUS n = 47	CT n = 41	MRI n = 37
Pos. Vorhersagewert (%)	80	76	75	86
Neg. Vorhersagewert (%)	42	46	41	50

der lokalen Tumorausdehnung in 52,3% und eine Überschätzung in 15,1%. Ähnliche Befunde liegen auch für die Computertomographie vor und sind darauf zurückzuführen, daß sich malignes und nichtmalignes Prostatagewebe in der Dichte nicht unterscheiden.

In einer eigenen prospektiven und unter blinden Bedingungen durchgeführten Untersuchung wurde die Sensitivität, Spezifität sowie der positive und negative Vorhersagewert zur Erkennung einer Kapselpenetration für die transrektale Ultraschalluntersuchung und die Kernspintomographie ermittelt (Tabelle 1.4 u. 1.5). Die zahlenmäßig unterschiedlichen Patientengruppen beruhen darauf, daß bei nicht allen Patienten neben der digitalen rektalen Untersuchung eine Ultraschalluntersuchung, eine Computertomographie und eine Kernspintomographie durchgeführt wurde. Es zeigt sich, daß im Vergleich zum histopathologischen Ergebnis mit der rektalen Palpation in nur 4 von 36 Fällen ein vorhandener Kapseldurchbruch erfaßt wurde, daß aber mit dem transrektalen Schall in immerhin 17 von 30 Fällen dieser Befund aufgedeckt wurde, ähnlich in 13 von 23 Fällen mittels Kernspintomographie. Die Verteilung der Fälle, entsprechend dem pathohistologischen T-Stadium, dokumentiert, daß in der untersuchten Patientengruppe eine große Anzahl von T3-Tumoren enthalten ist, die infolge einer Kapselinfiltration ohne periprostatisches Wachstum bereits diesem Tumorstadium zugeordnet werden mußten. Entsprechend müssen die Untersuchungsergebnisse auch für die Ultraschalluntersuchung und die Kernspintomographie in bezug auf ihre Sensitivität von 57% von begrenztem Wert sein.

Für die Interpretation der Ergebnisse ist von Bedeutung, daß die transrektale Ultraschalluntersuchung einen positiven prädiktiven Wert von 76%, die Kernspintomographie von 86% erreicht. Das heißt, daß eine Kapselpenetration in 3 von 4 bzw. 4 von 5 Fällen durch transrektalen Schall bzw. Kernspintomographie sicher erfaßt werden kann. Dagegen ist der negative prädiktive Wert mit 46% für die transrektale Ultraschalluntersuchung und mit 50% für

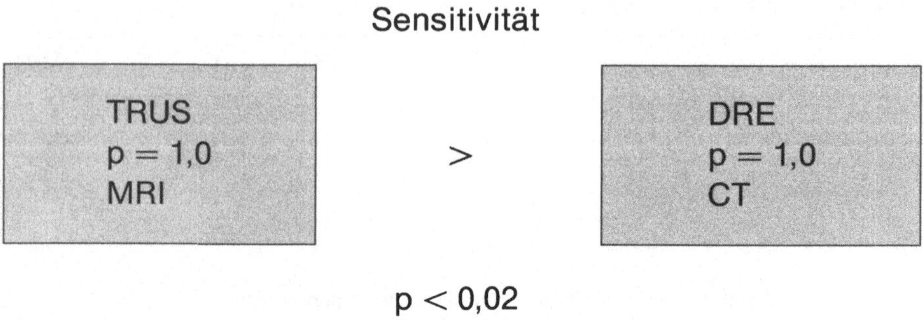

Sensitivität

TRUS
p = 1,0
MRI

>

DRE
p = 1,0
CT

$$p < 0,02$$

Abb. 1.1. Vergleich der Sensitivitäten in der Diagnose der Kapselpenetration

die Kernspintomographie so niedrig, daß sie bei der Bewertung des einzelnen Befundes keine Bedeutung hat. In bezug auf die Sensitivität ergibt sich aus dieser Untersuchung, daß sich transrektale Ultraschalluntersuchung und Kernspintomographie nicht signifikant unterscheiden, daß aber beide Verfahren eine signifikant höhere Sensitivität im Vergleich zur rektalen Palpation und zur Computertomographie aufweisen (Abb. 1.1). In bezug auf die Spezifität unterscheiden sich jedoch alle 4 Untersuchungsverfahren nicht. Schon aus Kostengründen ist die transrektale Ultraschalluntersuchung zur Beurteilung der lokalen Tumorausdehnung der Kernspintomographie vorzuziehen.

Worin liegt nun der klinische Wert dieser Untersuchungen?

Er trägt sicher kaum dazu bei, die Indikation zur radikalen Prostatektomie noch präziser stellen zu können. Sie kann hilfreich sein, wenn eine nervenschonende Operationsvariante in Erwägung gezogen wird. In diesen Fällen erscheint es gerechtfertigt, kapselnahe Areale mit ultraschallgesteuerten Biopsien weiter zu untersuchen. Hierzu liegen allerdings bislang keine Daten vor, so daß über den Sinn eines solchen Vorgehens keine verläßliche Aussage gemacht werden kann. Das PSA eignet sich ebenfalls nicht, um kapselüberschreitende von organbegrenzten Läsionen abgrenzen zu können. An 102 Patienten, die einer radikalen Prostatektomie unterzogen wurden, konnten Stamey et al. (1989) zeigen, daß der durchschnittliche PSA-Wert bei organbegrenzten Prozessen mit 11,9 ng/ml ± 1,8 mit dem identisch war, wenn eine Kapselpenetration von weniger als 1 cm vorlag (Tabelle 1.6). Bei periprostatischem Tumorwachstum über 1 cm lag der PSA-Mittelwert mit 44,8 ng/ml zwar signifikant höher als bei Patienten mit Läsionen, die auf die Prostata begrenzt waren. Die große Streubreite der Einzelwerte zwischen 3,6 ng/ml und 266 ng/ml zeigt aber, daß auch bei einer fortgeschrittenen extraprostatischen Tumorinfiltration der Serum-PSA-Spiegel nicht wesentlich erhöht sein muß. Der PSA-Wert trägt somit wenig zur Entscheidung für oder gegen eine erektionsprotektive Operationsmodifikation bei.

Wie läßt sich die mit dem Thema gestellte Frage nun beantworten?

1. Die Knochenszintigraphie ist die vorrangige Untersuchung, um eine ossäre Metastasierung auszuschließen. PSA-Werte über 100 ng/ml signalisieren

Tabelle 1.6. PSA-Werte in Abhängigkeit vom Ausmaß der Kapselpenetration (Stamey et al. 1989)

Kapsel-penetration [cm]	Pat. [n]	PSA-Mittel-wert [ng/ml]	Intervall [ng/ml]	p-Wert
keine	49	11,9	0,4– 61,9	> 0,40 (n.s.)
> 0–1	19	11,7	2,4– 33,4	< 0,001
> 1–2	9	28,5	3,6– 54,0	> 0,06 (n.s.)
>2	25	50,7	5,0–266,0	
0–1	68	11,8	0,4– 61,9	< 0,001
> 1	34	44,8	3,6–266,0	

eine Knochenmetastasierung. Beide Untersuchungsverfahren liefern die wichtigste Information für die Entscheidung zur palliativen oder kurativen Therapie.

2. Mit keinem der verfügbaren bildgebenden Untersuchungsverfahren läßt sich ein Befall der lokoregionären Lymphknoten mit ausreichender Sicherheit nachweisen oder ausschließen.

3. Periprostatisches Tumorwachstum kann am ehesten durch transrektale Ultraschalluntersuchung oder Kernspintomographie erfaßt werden. Entscheidend ist jedoch das Ausmaß des extraprostatischen Tumorwachstums.

Die Operabilität eines Prostatakarzinoms wird damit immer noch bestimmt durch den Befund des Knochenszintigramms, durch die intraoperative Beurteilung der pelvinen Lymphknoten und durch die rektale Palpation der Prostata. Letzteres erfordert allerdings eine große Erfahrung, dennoch wird sich in der Mehrzahl der Fälle erst postoperativ herausstellen, daß der Tumor die Organgrenzen bereits überschritten hat. Die Bestimmung der Serumkonzentration für das prostataspezifische Antigen kann im Zusammenhang mit den anderen Befunden die Entscheidung für eine kurative oder palliative Therapie mit beeinflussen.

Literatur

Benson KH, Watson RA, Spring DB, Agee RE (1981) The value of computerized tomography in evaluation of pelvic lymph nodes. J Urol 126:63–64

Benson MC, Whang IS, Olsson CA, McMahon DJ, Cooner WH (1992) The use of prostate specific antigen density to enhance the predictive value of intermediate levels of serum prostate specific antigen. J Urol 147:817–821

Buszello H, Müller-Mattheis V, Horstmann R, Ackermann R (1990) Sollte vor einer radikalen Prostatektomie eine Computertomographie des kleinen Beckens durchgeführt werden? Urologe [A] 29:A9

Chybowski FM, Keller JJ, Bergstrahl EJ, Oesterling JE (1991) Predicting radionuclide bone scan findings in patients with newly diagnosed, untreated prostate cancer: prostate specific antigen is superior to all other clinical parameters. J Urol 145:313–318

Ebert T, Schmitz-Dräger BJ, Bürrig K-F, Miller S, Pauli N, Kahn T, Ackermann R (1991) Accuracy of imaging modalities in staging the local extent of prostate cancer. Urol Clin N Am 18:453–457

Golimbu M, Morales P, Al Askari S, Brown J (1979) Extended pelvic lymphadenectomy for prostatic cancer. J Urol 121:617

Grossmann IC, Carpiniello V, Greenberg SH, Malloy TR, Wein AJ (1980) Staging pelvic lymphadenectomy for carcinoma of the prostate – review of 91 cases. J Urol 124:532–534

Hricak H (1987) Noninvasive imaging for staging prostate cancer: MRI, CT, and ultrasound. NIH Consensus Development Conference "Management of clinically localized prostate cancer", pp 26–30

Loening SA, Schmidt JD, Brown RC, Hawtrey CE, Fallon B, Culp DA (1977) A comparison between lymphangiography and pelvic node dissection in the staging of prostatic cancer. J Urol 117:752–756

Müller-Mattheis V, Horstmann R, Ackermann R (1990) Die Bedeutung der präoperativen PSA-Bestimmung für die Indikation zur radikalen Prostatovesikulektomie. Urologe [A] 29:A14

Schröder FH, Jellinghaus W, Frohmüller H (1976) Behandlung des lokal begrenzten Prostata-Karzinoms: Bestrahlung oder totale Prostatektomie? Urologe [A] 15:68

Spellman MC, Castellino RA, Ray GR, Pistenma DA, Bagshaw MA (1977) An evaluation of lymphography in localized carcinoma of the prostate. Radiology 125:637

Stamey TA, Kabalin JN, McNeal JE, Johnstone IM, Freiha F, Redywine EA, Yang N (1989) Prostate specific antigen in the diagnosis and treatment of adenocarcinoma of the prostate. II. Radical prostatectomy treated patients. J Urol 141:1076–1083

Diskussion

J. BRAUN: Herr Ackermann, kann man oder sollte man heute wirklich noch über potenzerhaltende, radikale Prostatektomie reden, wenn nach den Veröffentlichungen von Walsh die Radiologen gesagt haben, sie würden etwa 30% nachbestrahlen müssen, und jetzt Donohue in dem Kommentar in der Aktuellen Urologie zur radikalen Prostatektomie angegeben hat, daß 40–70% lokoregionäre Rezidive in den USA beobachtet werden, nachdem diese Operation große Verbreitung gefunden hat.

R. ACKERMANN: Ich möchte das eigentlich zu diesem Zeitpunkt nicht diskutieren, wir sollten den Vortrag von Herrn Prof. Zingg abwarten, der dieses Problem direkt ansprechen wird.

R. NAGEL: Ich möchte etwas zum transrektalen Schall sagen. Fallon u. Williams haben 1990 in den Urological Clinics of North America dargelegt, daß man mit guter transrektaler Sonographie und mit pelviner, CT-gesteuerter Lymphknotenpunktion in Zukunft das Lymphknotenstadium besser bestimmen und auf dieser Basis dann auch kontrollierte oder randomisierte Studien aufbauen kann. Dazu würde ich gerne einmal die Meinung von Herrn Ackermann hören.

R. ACKERMANN: Ich habe versucht, Literatur über die Wertigkeit des Schalls und der Kernspintomographie zur Beurteilung der lokoregionären Lymphknoten zu finden. Es gibt in der Tat nicht eine einzige Arbeit, die dazu eine verläßliche Auskunft gibt. Interessant ist ein Statement innerhalb der zusammenfassenden Darstellung von Catalona aus der Konsensus-Konferenz, aus der eindeutig hervorgeht, daß die Ultraschalluntersuchung zwar geeignet ist, Prozesse im Bereich der Arteria und Vena iliaca externa zu erfassen, daß aber alle Lymphknoten, die dorsal davon in Richtung auf dem Nervus obturatorius liegen, eben mit diesem Verfahren nicht erfaßt werden, wenn sie nicht überdimensional groß sind. Und genau dort findet man primär die häufigsten Tumorabsiedlungen. Damit ist die Ultraschalluntersuchung eben für dieses Verfahren nicht geeignet.

R. NAGEL: Darauf zielte natürlich meine Frage ab. Die Arbeit umfaßt vielleicht 15 Seiten, und wenn man sie liest, denkt man trotz eigener Erfahrungen, daß dieses „Staging" jetzt offenbar möglich sei. Geht man noch einen Schritt weiter zur laparoskopischen pelvinen Biopsie, so möchte ich fragen, wie deren Wert zu beurteilen ist. Was kannst Du dazu sagen?

R. ACKERMANN: Wir haben es mit zwei Problemen zu tun: Erstens, daß wir wirklich alle Lymphknoten treffen. Zweitens: Jeder, der größere Serien von Lymphknotenschnitten angeschaut hat, weiß, daß sich häufig Tumorzellen nur im Randsinus befinden und erst bei ganz dickem Befall des Lymphknotens wirklich eine Tumorinfiltration in breitem Maße durch den gesamten Lymphknoten stattfindet. Das heißt, wenn ich an einer Stelle in den Lymphknoten hineinsteche und nichts finde, bedeutet das noch lange nicht, daß der Lymphknoten nicht dennoch mikroskopisch befallen sein kann. Ich komme also aus diesem Dilemma des „sampling errors" einfach nicht heraus. Ich weiß nicht, ob es den Aufwand lohnt, zumal es eine zeitaufwendige Methode ist, unterstützt von bildgebenden Verfahren, jetzt möglichst viele Lymphknoten dort zu biopsieren. Ich möchte auch zu bedenken geben, wie häufig dabei die Gefäße angestochen werden. Das führt zwar zu keiner großen Komplikation, aber es führt zu Blutungen im begrenzten Ausmaß. Wenn man anschließend operiert, hat man eine veränderte Anatomie, und das erschwert die Operation. Ich bin der Ansicht, nicht alles, was machbar ist, sollte weiter verfolgt werden, und ich denke, daß eine simple Lymphknotendissektion, die einer radikalen Prostatektomie vorgeschaltet ist, nach wie vor das beste Verfahren ist.

Bezüglich der laparoskopischen Methode habe ich auch meine eigene Vorstellung. Ich persönlich bin zum gegenwärtigen Zeitpunkt noch weit davon entfernt, dieses Verfahren anzuwenden, und zwar aus zwei Gründen: Wähle ich den transperitonealen Zugang, eröffne ich die Bauchhöhle und setze einen großen Peritonealdefekt, in den konsequenterweise der Dünndarm hineinrutscht und der dort adhärent wird. Der zweite Grund ist, wenn ich positive Lymphknoten habe und die Bauchhöhle eröffne, dann muß es konsequenterweise zur Tumorzellaussaat kommen, vor allem, wenn man noch sieht, wie das Gewebe zusammengepreßt wird, damit es durch den Schaft vom Laparoskop hindurchgeht. Man muß sich dann fragen, wo die radikalchirurgischen Prinzipien bleiben, unter denen man eine Operation durchführt, die ohnehin ihre Tücken hat. Aus diesen Gründen sehe ich zum gegenwärtigen Zeitpunkt für eine breite Anwendung dieser Verfahren keine Indikation. Das bedeutet nicht, daß diejenigen, die sich wissenschaftlich damit beschäftigen, das nicht tun sollen. Möglicherweise stellt sich dann die Situation anders dar. Häufig haben Dinge, die am Anfang zunächst kontrovers diskutiert wurden, plötzlich eine Entwicklung genommen, so daß sie dann für die Allgemeinheit sehr nützlich geworden sind.

H. ERNST: Das kann ich hinsichtlich der laparoskopischen Lymphadenektomie nur bestätigen. Ich habe aus Amerika jetzt einzelne Fälle zur Strahlentherapie überwiesen bekommen, und vorher ist eine transperitoneale Lymphadenektomie an 3 oder 4 Stellen durchgeführt worden. In diesen Fällen sind ganz erhebliche Verklebungen des Dünndarms vorhanden, die eine Strahlentherapie fast unmöglich machen, denn das gibt Briden, das gibt Verwachsungen, das gibt einen Ileus und alle Komplikationen, die ja einer Strahlentherapie in solchen Fällen folgen.

R. ACKERMANN: Diesen Punkt habe ich eigentlich noch gar nicht bedacht, aber ich stimme Ihnen zu, daß das sicherlich ein ganz essentieller Punkt ist, wenn da unten der Dünndarm adhärent ist und man ihn für die Strahlentherapie nicht wegbekommt.

J. E. ALTWEIN: Ich habe mich sehr gefreut über das klare Statement von Herrn Ackermann zur Laparoskopie und möchte noch einen Kommentar dazu geben. Kürzlich hatte ich die Möglichkeit, einer derartigen Life-Demonstration beizuwohnen, als ein riesiger Lymphknoten zu sehen war, der zerriß und dann intraperitoneal auslief. Ich habe bei Deinem Vortrag eben gesehen, daß die Spezifität der Computertomographie bis zu 98% beträgt. Ich darf mir die bescheidene Frage erlauben, ob man nicht diesen Lymphknoten in der Computertomographie, die ja so zuverlässig falsch Positive ausschließt, hätte sehen müssen und damit dem Patienten diesen zusätzlichen Eingriff sicher hätte ersparen können.

R. ACKERMANN: Das ist eben die niedrige Sensitivität. Das Interessante daran ist, und vielleicht kann Herr Ernst, der ja auch über diagnostische radiologische Erfahrung verfügt, etwas dazu sagen. Wenn Sie einmal nach der Operation die Bilder der histologisch verifiziert Positiven betrachten, dann finden Sie ihre Lymphknoten. Wir sind schlicht und einfach, und das haben wir auch wiederum mit den Radiologen blind gemacht, zu dem Ergebnis gekommen, daß die Fehlerquote der CT-Befunde, verglichen mit dem histologischen Befund, hoch ist, weil die Strukturen im kleinen Becken so schwer zu beurteilen sind, da sie sehr klein sind und deshalb auch der Erfahrene dort einfach an seine Grenzen stößt. Deswegen sind diese Verfahren in ihrer Sensitivität so niedrig.

TH. SENGE: Wir bemühen uns ja, bei der Staging-Untersuchung ein gewisses Standardprogramm, gerade vor einer Operation, in die Diagnostik zu bringen. Ich habe immer Schwierigkeiten, den diagnostischen Apparat bei einem Prostatakarzinom anrollen zu lassen, um die Entscheidung zu treffen, lokal begrenzt oder lokal überschritten. Es ist eine Stanzbiopsie erfolgt, wobei nach Möglichkeit fächerförmig 6 Stanzen entnommen werden. Wie interpretieren wir dann das folgende Computertomogramm? Ist es überhaupt noch gerechtfertigt, ein Computertomogramm dann einzusetzen?

R. ACKERMANN: Seit geraumer Zeit machen wir keine Computertomographie mehr bei Patienten mit einem Prostatakarzinom. Unsere Philosophie ist im Gegensatz zu der der meisten anderen Institutionen: Wir gehen nicht von der Frage aus: „Ist das ein Kandidat für eine radikale Prostatektomie?", sondern: „Ist dies ein Kandidat, der wahrscheinlich eine palliative Behandlung benötigt?" Denn nach wie vor ist das die Gruppe, zu der 70% der Patienten gehören, und eben nicht die andere. Das hat folgenden Vorteil: Wir orientieren uns zunächst ganz strikt daran, ob eine Fernmetastasierung vorliegt oder nicht, das ist das alles Entscheidende in der Beurteilung eines Patienten, bei dem ein Prostatakarzinom histologisch gesichert wurde. Und von da ab gehen wir herunter, und je mehr wir dann an Diagnostik machen, ohne eine Metastasierung nachweisen zu können, desto mehr wird der Patient ein Kandidat für eine radikale Prostatektomie. Meines Erachtens ist dieser Zugang sinnvoller, als sich sofort zu fragen: „Ist das ein Kandidat für eine radikale Prostatektomie?"

Und damit habe ich auch, und das gebe ich zu, im Vergleich zu anderen Institutionen eben weniger radikale Prostatektomien, obwohl wir sehr gern radikal prostatektomieren. Aber wenn es denn so sein sollte, daß man heute nur noch mit 500 radikalen Prostatektomien in 3 Jahren zur Elite der Urologie gehört, dann will ich gern in die 2. Reihe zurücktreten.

M. WIRTH: Ich meine, das Thema ist ja: „Wieviel ist erforderlich". Und wenn wir den Vortrag genau verstanden haben, dann ist letztendlich nur das Skelettszintigramm erforderlich. Das PSA, selbst über 100 ng/ml, ist noch kein verläßlicher Hinweis dafür, daß Knochenmetastasen sicher vorhanden sind. Die transrektale Ultraschalluntersuchung hilft vielleicht, die Größe der Prostata zu bestimmen, aber sicherlich nicht das lokale Tumorausmaß. Das heißt, es kommt letztlich nur darauf an, die Lymphadenektomie durchzuführen, und dann, abhängig davon, wie Sie die Indikation stellen, ob bei positiven oder negativen Lymphknoten, radikal zu prostatektomieren. Ich stimme Ihnen voll zu, daß die Laparoskopie sicherlich zum gegenwärtigen Zeitpunkt als ein experimentelles Verfahren angesehen werden muß. Ich glaube, es ist nur eine echte Minimaldiagnostik vorher erforderlich, und alles andere, wie CT, NMR und andere Untersuchungen, kostet nur viel Geld und bringt nicht viel mehr.

R. ACKERMANN: Das Problem ist, das habe ich im Vortrag natürlich nicht angesprochen, was Sie aus rechtlicher Sicht machen müssen, wenn Sie in einer großen Gruppe von Patienten einen haben, der sagt: „Sie haben ja gar nicht alles gemacht." Sie müssen den Beweis führen, und diesen Beweis zu führen, das kann ich Ihnen aus meiner Tätigkeit als Sachverständiger sagen, wird außerordentlich schwierig sein. Wenn Sie Glück haben, haben Sie einen Sachverständigen in einem solchen Verfahren, der Sie unterstützt. Wenn Sie jedoch Pech haben, und Sie haben einen Polypragmatiker auf der Gegenseite, dann stehen Sie relativ schlecht da. Unter diesem Gesichtspunkt, würde ich denken, sollte das Programm, das ich hier vorgestellt habe, eingehalten werden.

W. LUDVIK: Olsson war vor 14 Tagen in Wien und hat die Aussage gemacht, daß er bei einem PSA über 100 ng/ml nicht mehr radikal prostatektomiert. Nun kann es natürlich sein, daß keine Knochenmetastasen vorhanden sind, zumindest nicht nachweisbar, aber man muß annehmen, daß das Tumorvolumen entsprechend groß ist, sonst wäre das PSA wahrscheinlich nicht über 100 ng/ml. Wie stehen Sie dazu?

R. ACKERMANN: Das Tumorvolumen ist nur ein Faktor, der die PSA-Serumkonzentration bestimmt. Ich habe mich der Mühe unterzogen und habe in jüngster Vergangenheit einmal die gesamte naturwissenschaftliche Literatur zum PSA durchgeschaut. Dabei habe ich festgestellt, daß die DNA-Sequenz des Gens klar identifiziert ist, daß man das Transkript und das Protein kennt. Was extrem wenig bekannt ist, ist der Metabolismus des PSA. Man weiß nicht, wo das PSA letzten Endes verstoffwechselt wird. Es gibt gute Hinweise dafür, daß die Leber dabei eine Rolle spielt. Das heißt: Wie gut und wie schnell wird eine Menge Moleküle verstoffwechselt und aus der Blutbahn ausgeschleust? Das ist ein dynamischer Prozeß, der möglicherweise gar nicht kontinuierlich abläuft, sondern von Enzymaktivitäten im entsprechenden Organ wieder abhängig ist. Wir haben also eine ganze Reihe von Faktoren, die den PSA-Wert bestimmen, nicht nur das Tumorvolumen. Ich möchte an dieser Stelle zu bedenken geben, daß die Arbeiten von Stamey, mit dem ich im übrigen hier in Berlin diesbezüglich eine kontroverse Diskussion geführt habe, aus wissenschaftlicher Sicht höchst zweifelhaft sind. Es tut mir leid, daß ich Ihnen die beiden Dias nicht zeigen kann, die ich mir gerade habe machen lassen. Und zwar zeigt das eine 50 g Edamer Käse und das andere waren 50 g Emmentaler Käse, um den Unterschied der Volumina zu dokumentieren. Sie wissen, daß der Emmentaler Käse große Löcher hat. Und wenn Sie sich vorstellen, daß ein kribriformes Karzinom und ein anaplastisches Karzinom mit demselben Volumen in bezug auf die Tumormenge, die Anzahl der Zellen aber hochsignifikant differiert, dann erscheint das Verfahren, wie es von Herrn McNeal und von Herrn Stamey angewandt wurde, wissenschaftlich geradezu lächerlich. Sie werden mir zustimmen, daß 1 cm^3 anaplastisches Karzinom eben nicht mit 1 cm^3 kribriformem Karzinom oder hochdifferenziertem Karzinom mit großlumigen Drüsen vergleichbar ist. Unter diesem Gesichtspunkt halte ich die Verwendung dieser Daten, um so etwas zu erklären, für höchst zweifelhaft.

2 Die radikale Prostatektomie: Diskussion einiger offener Fragen

E. J. ZINGG und ST. JENZER

Die radikale Prostatektomie ist heute die anerkannte Behandlungsform beim lokalisierten Prostatakarzinom. Urologische Zentren weltweit berichten anhand großer Serien über ihre Ergebnisse mit Verlaufsbeobachtungen von 5, seltener jedoch von 10 und 15 Jahren. Die Operationsmortalität ist klein, die postoperative Morbidität tolerierbar.

Sind damit alle Probleme im Zusammenhang mit der radikalen Prostatektomie gelöst?
Ich möchte im folgenden auf einige Fragen eingehen, die für den praktisch tätigen Urologen von Interesse sind und die auf die besondere Biologie des Prostatakarzinoms hinweisen:

1. Welche Patienten mit Prostatakarzinom profitieren von einer radikalen Operation?
2. Besteht beim inzidentellen Karzinom eine Indikation zur radikalen Prostatektomie?
3. Soll beim lokal fortgeschrittenen Tumor eine neoadjuvante Therapie zum Zwecke des Downstaging vorgenommen werden?
4. Kapselinfiltration, Kapselpenetration und Samenblasenbefall: wie wird das Ergebnis beeinflußt?
5. Nerve-sparing-technique: wann und wie?
6. Nachbehandlung nach Lymphknotenbefall oder bei positiven chirurgischen Absetzrändern?

Welche Patienten mit Prostatakarzinom profitieren von einer radikalen Operation?
Der natürliche Verlauf der Erkrankung, die „natural history of disease", ist beim lokalisierten Prostatakarzinom nur unvollständig bekannt. Anhand einer Studie von Adolfsson u. Carstensen (1991), der 61 Patienten mit einem Prostatakarzinom vom Stadium T1–2 Nx M0 G1–2 – also ein selektioniertes Krankengut – über eine durchschnittliche Beobachtungszeit von 96 Monaten kontrollierte, betrug die Wahrscheinlichkeit der lokalen Tumorprogression nach 5 Jahren 49%, nach 10 Jahren 72%, die Wahrscheinlichkeit der Metastasierung nach 5 Jahren 8%, nach 10 Jahren 23% und schließlich die Wahrscheinlichkeit des Todes am Karzinom 2% bzw. 8% nach 5 bzw. 10 Jahren.
Gemäß der Untersuchungen von George (1988), Johansson et al. (1989) und Adolfsson u. Carstensen (1991) haben Patienten mit einem lokalisierten

Prostatakarzinom ohne Behandlung eine Chance von 72–92%, 5 Jahre und von 65–77% 10 Jahre metastasenfrei zu überleben (Tabelle 2.1). Zum Vergleich: die 10-Jahres Überlebensrate nach radikaler Prostatektomie beim lokal beschränkten Karzinom pT1–2 liegt gemäß Literatur zwischen 61 und 79% (Frohmüller et al. 1991).

Mit der radikalen Prostatektomie kann der lokale Tumor in toto chirurgisch entfernt werden, wodurch eine gewisse Gruppe von Patienten definitiv geheilt wird. Bei Kranken mit High-Risk-Tumoren kommt es hingegen später trotzdem zu einem lokalen Tumorprozeß oder zur Dissemination mit Tod durch das Karzinom. In diesen Fällen bringt offensichtlich die radikale Prostatektomie keinen therapeutischen Vorteil. Wir können damit 3 Gruppen von Patienten unterscheiden:

- Patienten mit lokalisierten Tumoren, die über einen beschränkten Zeitraum unbehandelt einen guten Verlauf zeigen und die somit keiner chirurgischen Therapie bedürften.
- Patienten, welche dank radikaler Prostatektomie offensichtlich geheilt werden können. Lokaler und disseminierter Progreß werden vermieden.
- Patienten mit High-risk-Tumoren, die trotz radikaler Therapie an ihrem Karzinom zugrunde gehen.

Leider stehen z. Z. keine Parameter zur Verfügung, welche im individuellen Fall eine Selektion und damit eine Zuordnung der Patienten zu einer der 3 erwähnten Gruppen erlauben. Weder histologischer Differenzierungsgrad, noch präoperativer PSA-Wert, noch Tumorvolumen lassen im Einzelfall eine Aussage über das biologische Potential und damit eine gesicherte Prognose zu. Zwischen DNA-Histogramm und Prognose besteht offensichtlich keine gesicherte Beziehung. Montgomery et al. fanden 1989 einen 100%igen Progreß bei aneuploiden Tumoren nach radikaler Operation, Smith et al. 1991 immerhin eine 70%ige 10-Jahres-Überlebensrate bei Tumoren mit Aneuploidie.

Die präoperative PSA-Bestimmung gibt in bezug auf prognostisch ungünstige Faktoren eindeutig höhere Werte; für den individuellen Patienten ist aber die Überlappung zu groß (Stamey et al. 1989).

Tabelle 2.1. Natural history of disease: Prostatakarzinom

Autor	Tu-Stadium	Patienten [n]	5 Jahre [%]	10 Jahre [%]
George (1988)	T1–3 N0 M0[a]	120	75	65
Johansson et al. (1989)	T0–2 N0 M0[a]	223	72	66
Adolfsson u. Carstensen (1991)	T1–2 NX M0[b]	61	92	67

[a] keine Angaben zum Differenzierungsgrad
[b] G1- und G2-Tumoren

Folgerung: Wir können diese Frage nicht beantworten. Bei Patienten mit einer prospektiven Überlebenswahrscheinlichkeit von 10 Jahren ist im Falle des lokalisierten Karzinoms die Indikation zur radikalen Prostatektomie gegeben, unabhängig vom Differenzierungsgrad, PSA-Wert oder DNA-Histogramm.

Besteht beim inzidentellen Karzinom eine Indikation zur radikalen Prostatektomie?

Die Definition des inzidentellen Karzinoms ist umstritten. In der Regel wird heute angenommen: Stadium A1: weniger als 5% des mittels transurethraler oder offener Prostataoperation entnommenen Gewebes enthält Karzinom, der Gleason-Score beträgt 2–7; Stadium A2: mehr als 5% Tumorgewebe, Gleason-Score 8–10.

Führt man bei einem Karzinom des Stadiums A1 die radikale Prostatektomie durch, so findet man in 50–92% der Fälle noch Residualtumorgewebe. Catalona et al. (1988) fanden bei der radikalen Prostatektomie im Stadium A1 98% Residualtumorgewebe mit einem durchschnittlichen Volumen von 1,28 ml. Die Lokalisation dieser Herde war in 76% multifokal, in 81% im peripheren Prostataanteil und in 66% distal des Colliculus seminalis. Nach Larsen et al. (1991) war bei 64 klinischen A1-Tumoren im Prostatapräparat nach radikaler Operation in 6% kein Tumor zu finden, in 85,9% war das Karzinom auf die Drüse beschränkt, in 78% fand sich eine Kapselinfiltration.' Wie in Tabelle 2.2 dargestellt, fand sich in 25% der Fälle der Residualtumor ausschließlich apikal, in 39% mit apikalem Anteil. Die residuellen Karzinomherde sind demnach selten in der zentralen Transitionszone der Prostata, häufiger in der peripheren Zone zu finden. Eine Häufung von isolierten Tumorherden findet sich im Apexbereich. Eine zweite Elektroresektion zur vollständigen Entfernung der karzinomatösen Herde erfaßt diese apikal und peripher gelegenen Residualtumoren kaum.

Die Tumorprogressionsrate beim unbehandelten A1-Karzinom ist nicht unbedeutend und kann bei längerem Follow-up bis zu 27% betragen. Im individuellen Fall ist derjenige Patient nicht zu erfassen, welcher bei alleiniger Beobachtung im Stadium A1 einen Progreß mit fatalem Ausgang machen wird.

Tabelle 2.2. Radikale Prostatektomie bei klinischem Stadium A1 Prostatakarzinom. (Nach Larsen et al. 1991)

64 Fälle von A1-Tumoren (< 5% Tumor/Gleason 2–7)		
kein Tumor im Präparat	6,2%	(4/64)
Tumor auf Prostata beschränkt	85,9%	(55/64)
Kapselpenetration	7,8%	(5/64)
Lokalisation des Residualtumors		
nur apikal	25%	
mit apikalem Anteil	39%	

Zusammenfassung: Das Resektionsmaterial läßt weder eine Beurteilung des Gesamttumorvolumens noch des residuellen Tumorvolumens zu. Der Progreß bei der „Wait and watch"-Strategie ist nicht voraussehbar. Unter Berücksichtigung der „natural history of disease" ist daher bei älteren Patienten ein exspektatives Verhalten vertretbar. Hingegen bei jüngeren Patienten mit einer potentiellen Überlebensrate von mehr als 10 Jahren besteht beim A1-Tumor im individuellen Fall die Indikation zur radikalen Prostatektomie.

Im Falle des inzidentellen Karzinoms A2 ist die Situation eindeutiger. Bei anschließender radikaler Prostatektomie sind – wie beim A1-Karzinom – nur knapp 10% der Präparate tumorfrei, die Progreßrate in diesem Karzinomstadium liegt aber zwischen 32 und 68%. Damit ist hier die Indikation zur radikalen Prostatektomie gegeben.

Neoadjuvante Therapie beim lokal fortgeschrittenen Karzinom?

Der Enthusiasmus für die radikale Prostatektomie ist zur Zeit groß. Nicht selten ist man konfrontiert mit Patienten mit bereits lokal fortgeschrittenem Karzinom (T3) ohne sichere diagnostische Hinweise für eine Dissemination. In Anlehnung an die Erfahrungen beim Blasenkarzinom mit der neoadjuvanten Therapie sind Bestrebungen im Gange, auch beim lokal fortgeschrittenen Prostatakarzinom eine neoadjuvante Therapie durchzuführen mit dem Ziel, einerseits die lokale Ausdehnung der Erkrankung zu reduzieren, die lokale Operabilität zu verbessern, eine lokale Kontrolle der Erkrankung zu erreichen und zum anderen evtl. bereits gesetzte Mikrometastasen zu vernichten.

In einer Pilotstudie berichten Fair u. Heston 1991 über 17 Patienten mit einem Prostatakarzinom des klinischen Stadiums T3, welche über 8–12 Wochen mit 3 mg Diethylstilbestrol täglich vorbehandelt wurden. Anschließend führten sie die radikale Prostatektomie durch. Im Operationspräparat fanden sich in 7 von 17 Fällen (41%) negative Lymphknoten, fehlende Samenblaseninfiltration und tumorfreie Absetzränder. In einem der 17 Fälle wurde überhaupt kein lokaler Tumor mehr nachgewiesen.

Unseres Erachtens haften dieser neoadjuvanten Therapieform eine Reihe von Mängeln an: Die Rate von Lymphknotenmetastasen ist beim Stadium T3 mit 30–40% relativ hoch (Gervasi et al. 1989). Diese Zahlen sind zwar nur bedingt verwertbar, handelt es sich doch um Ergebnisse der Lymphadenektomie bei Patienten, die für eine Bestrahlung eines Karzinoms im klinischen Stadium T3 vorgesehen waren. Eine kurative Therapie dieser Lymphknotenherde mittels kurzzeitiger Hormontherapie ist wenig wahrscheinlich. Das Prostatakarzinom ist ein polyklonaler Tumor mit hormonsensiblen und hormonresistenten Zellen. Wohl kann mit einer Androgenblockade die Zahl der hormonsensiblen Zellen reduziert und damit der lokale Tumor zum Schrumpfen gebracht werden. Es ist aber von der Tumorbiologie her nicht nachzuvollziehen, wie die nicht hormonsensiblen Zellen, die ebenfalls an der lokalen Infiltration oder an der Dissemination teilgenommen haben dürften, zur Reduktion bzw. zum Verschwinden gebracht werden könnten.

Resultate von größeren Serien sind abzuwarten. Über erste Erfahrungen wird voraussichtlich auch auf den nächsten Kongressen berichtet werden.

Kapselinfiltration, Kapselpenetration, Samenblasenbefall:
wie wird das Ergebnis der radikalen Prostatektomie beeinflußt?
Die Häufigkeit eines lokalen Progresses und die Überlebenszeit werden durch
das lokale Tumorstadium beeinflußt. Nach Paulson et al. (1990) sollte das bei
der radikalen Prostatektomie entfernte Präparat aufgeschlüsselt werden in:

– Tumoren auf die Prostata beschränkt (Kapselinfiltration möglich),
– Tumoren auf das Präparat beschränkt (Kapselpenetration) und
– Präparate mit positiven Absetzrändern.

Er fand bei 441 Fällen 242mal einen auf das Organ beschränkten Tumor mit
einer Progreßrate von 12% nach 10 Jahren, im Falle einer Kapselpenetration
eine Progreßrate von 30% und bei positiven Absetzrändern eine solche von
60%. Hingegen waren nach 10 Jahren nur 8% der Patienten mit organbe-
schränktem, 12% derjenigen mit kapselpenetrierendem Karzinom und 30%
der Fälle mit karzinompositiven Absetzrändern verstorben. Kapselinfiltration, -penetration und Samenblasenbefall bedeuten dementsprechend nicht in
jedem Fall eine schlechte Prognose. Diese Folgerung geht auch aus den Ergebnissen von Walsh (Morton et al. 1991) hervor.

Aufgrund ihrer Auswertung von 586 Patienten fanden Morton et al. 1991
im Gesamtkollektiv nach 5 Jahren Beobachtungszeit in 4% ein lokales Rezidiv
allein, in 5% Fernmetastasen allein, in 2% lokale Rezidive und distale Metastasen und in 10% erhöhte PSA-Werte ohne Nachweis von Lokalrezidivtumo-
ren oder Dissemination. Bei auf die Prostata beschränkten Tumoren betrug die
lokale Rezidivrate 2%, bei Infiltration der Kapsel ohne positive Absetzränder
8% und bei Invasion der Kapsel, der Samenblase und der regionären Lymphknoten ohne positive Absetzränder ebenfalls 8%. 66–78% der lokalen Rezidive traten in den ersten 5 Jahren auf.

Sind diese lokal fortgeschrittenen Fälle mit präoperativ diagnostischen
Maßnahmen zu erfassen, insbesondere durch Bestimmung des präoperativen
PSA-Wertes? Nach Babaian et al. (1991) besteht eine statistisch signifikante
Beziehung zwischen PSA-Wert, Tumorvolumen und Differenzierungsgrad.
Die mittleren PSA-Werte liegen höher bei aneuploiden Tumoren, bei extrapro-
statischem Befall und bei niedrigem Differenzierungsgrad (Bandalament et al.
1991). Nach Stamey et al. (1989) besteht bei einem PSA-Wert unter 10 ng/ml
eine geringe Wahrscheinlichkeit von Samenblasenbefall und Lymphknotenmetastasen, bei Werten über 50 ng/ml hingegen eine 90%ige Chance der Samenblaseninfiltration oder in etwa 60% der Lymphknotenmetastasierung. Wenn
man die Werte der Tabelle 2.3 analysiert, erkennt man sofort, daß erhebliche
Überlappungen vorliegen und daß für den individuellen Patienten der PSA-
Wert als Staging-Verfahren nicht anwendbar ist.

Nerve-sparing-technique: wann und wie?
1985 beschrieb Walsh [Eggleston et al. 1985] seine Nerve-sparing-technique
der radikalen Prostatektomie zur Potenzerhaltung. Bei der Evaluation seiner
ersten 100 Fälle waren 59% der Karzinome streng auf die Prostata beschränkt.
Die Diskussion ist seither nicht verstummt, ob mit der Nerve-sparing-tech-

Tabelle 2.3. Korrelation von präoperativer PSA-Konzentration bei 102 Patienten mit radikaler Prostatektomie (Yang RIA). (Nach Stamey et al. 1989)

Pathologischer Parameter	PSA [ng/ml]			
	< 10	10 – 20	20 – 50	> 50
Gleason-Score ≥ 7	40	71	90	89
Kapselpenetration	13	29	65	78
Samenblaseninfiltration	2	11	45	89
LN-Metastasen	0	14	15	67

nique wohl die Potenz erhalten wird, dies jedoch auf Kosten der Radikalität des Eingriffs geht. Nach Stamey et al. (1989, 1990) erfolgt die Kapselpenetration des Tumors auch ohne Lymphknotenbefall und Samenblaseninfiltration gehäuft im posterolateralen Bereich der Drüse entlang der Bahnen der perineuralen Scheiden aus der Drüse hinaus in das periprostatische Gewebe im Apex der Prostata und im kranialen Bereich.

Die Frage über die Bedeutung einer Kapselpenetration ist nicht gelöst. Nach Villers et al. (1989) ist die Nerve-sparing-technique bei großen Tumoren auf der ipsilateralen Seite zu vermeiden, da bei 27% von B1-Tumoren die Kapsel infiltriert ist, bei B2-Tumoren sogar in 80%.

Quinlan et al. (1991) sind hingegen der Meinung, daß die Modifikation mit Schonung des Gefäßnervenbündels keine Einschränkung bezüglich der Radikalität bedeutet. Die Häufigkeit der positiven Absetzränder sei nicht größer als bei konventioneller Technik. Im Gegenteil: durch sorgfältige präparative Technik sei die Übersicht verbessert, im Falle einer Kapselinfiltration mit entsprechender Fibrose (desmoplastische Antwort) könne auf der Seite des Tumors das Gefäßnervenbündel gezielter und radikaler entfernt werden.

Walsh (Morton et al. 1991) verfügt über ein offensichtlich hervorragend selektioniertes Krankengut: In den 600 Fällen, persönlich operiert in den Jahren 1982–1988, waren lediglich 14 Fälle oder 2,3% fortgeschritten und im Stadium T3, alle übrigen im Stadium A1–B2. In der ganzen Serie wurden bei 56% beide Gefäßnervenbündel geschont, in 38% ein Gefäßnervenbündel und in 6% beide entfernt. Entsprechend der Selektionierung dieses Krankengutes fand er lediglich in 2% von den 600 Fällen positive Absetzränder auf der Seite des geschonten Bündels.

Folgerungen: Bei Tumoren des Stadiums B1/B2 mit größeren Tumorvolumina besteht eine höhere Wahrscheinlichkeit der Kapselpenetration. Kapselpenetration ist allerdings nicht gleichbedeutend mit positiven Absetzrändern und auch nicht mit schlechter Prognose. Im Falle von lokaler Fibrose sollte jedoch auf die Schonung des Gefäßnervenbündels verzichtet werden. Größte Sorgfalt erfordert die Resektion im Prostata-Apex-Bereich. Alle Autoren sind sich einig, daß die Wahrscheinlichkeit von Tumorinfiltration in dieser Zone groß ist. Unsorgfältige Präparation und Zurücklassen von Prostatagewebe in der Absicht, die spätere Kontinenz zu verbessern, führen zu positiven Absetzrändern und lokalem Rezidiv. Andererseits sollte bei Apexbefall und Invasion gegen die membranöse Harnröhre zu (eigentlich Stadium T3) kein Versuch einer radikalen Operation erzwungen werden.

Nachbehandlung bei positiven chirurgischen Absetzrändern oder nach positivem Lymphknotenbefall?

In einem gewissen Prozentsatz der radikal operierten Patienten stehen wir vor der Tatsache, daß trotz genauer Beachtung der korrekten Operationstechnik das histologische Präparat positive Absetzränder aufweist. Die Frage stellt sich, ob mit einer Zusatztherapie (Röntgenbestrahlung, Androgenblockade) das Resultat verbessert werden kann. Die Diskussion ist nicht abgeschlossen.

Nach Anscher u. Prosnitz (1987) verbessert die Hochvoltbestrahlung die lokale Kontrolle der Erkrankung (Therapie bei noch kleinem Volumen), hat aber, wie zu erwarten, keinen Einfluß auf die Entwicklung von Fernmetastasen.

Zu gleichen Ergebnissen kommt Paulson (1992) in einem nicht randomisierten Krankengut. Die lokale Tumorrezidivquote scheint verringert zu sein, eine Verbesserung der Überlebenszeit läßt sich mit der Radiotherapie aber nicht erreichen. Das Hauptargument gegen die Zusatzradiotherapie: der Kranke stirbt an seinen Metastasen, die lokale Kontrolle steht nicht im Vordergrund (Quinlan et al. 1991).

Ähnliche Ergebnisse zeitigte die Androgenblockade in einem wiederum nicht randomisierten Krankengut mit positiven Tumorresektionsrändern. Die lokale Progreßrate wurde statistisch verringert, hingegen zeigte sich – wie nicht anders zu erwarten – kein Unterschied in der Überlebenszeit, da die Hormontherapie ja nicht kurativ ist.

In der Regel wird die radikale Prostatektomie mit einer Staging-Lymphadenektomie kombiniert. Das Vorliegen von großen tumorbefallenen Lymphknoten bedeutet meistens Verzicht auf die radikale Prostatektomie.

Morgan et al. (1991) berichteten nun über eine signifikante Verminderung der Progression bei Tumoren im Stadium T1–T3 N+ M0, bei denen, trotz Lymphknotenbefall, die radikale Prostatektomie durchgeführt wurde, allerdings kombiniert mit adjuvanter endokriner Behandlung. Der lokale Progreß konnte signifikant verringert werden. Die korrigierte Überlebensrate nach 5 Jahren war nicht signifikant verschieden. Bei genauer Analyse des Materials aus der Mayo-Klinik zeigt es sich, daß die Patienten mit und ohne adjuvante endokrine Therapie sich in bezug auf Tumorstadium, Zahl der positiven Lymphknoten, Differenzierungsgrad, Höhe der präoperativen sauren Phosphatase und Ausmaß der Resektion unterscheiden. Das Krankengut ist somit selektioniert. Wohl ist eine längere Zeit bis zum ersten Progreß des Tumors durch eine frühzeitige endokrine Behandlung zu erreichen, eine Verlängerung der Überlebenszeit ist aber bisher nicht bewiesen.

Über das Problem der radikalen Prostatektomie bei Lymphknotenmetastasen sind die Akten noch nicht geschlossen. An unserer Klinik gehen wir pragmatisch vor: findet man bei der Staging-Lymphadenektomie palpatorisch normale Lymphknoten, so wird keine Schnellschnittuntersuchung vorgenommen. Die Fehlerquote der verpaßten Herde bei der Sofortuntersuchung ist zu hoch. Ist der Lokaltumor operabel, so wird in jedem Falle die radikale Prostatektomie durchgeführt. Lautet die spätere definitive Histologie auf Lymphknotenmetastasen, so bevorzugen wir im jetzigen Moment die verzögerte Hormonbehandlung.

Intraoperativ große derbe, palpatorisch hochverdächtige Lymphknoten hingegen werden mittels Schnellschnittuntersuchung auf Karzinom kontrolliert. Wird bereits im präoperativen CT ein dringender Verdacht auf Lymphknotenbefall im Stadium N2 und mehr geäußert, verzichten wir bei gleichzeitiger deutlicher PSA-Erhöhung auf eine Operation.

Operationskomplikationen und Überlebensrate

Wie eingangs erwähnt, weist die radikale Prostatektomie eine geringe Operationsmortalität auf, die postoperative Morbidität ist tolerierbar.

Die Tabellen 2.4–2.6 zeigen eine Literaturübersicht bezüglich intraoperativer sowie postoperativer Früh- und Spätkomplikationen inklusive Operationsmortalität zusammen mit unseren eigenen Resultaten. Sie sind grundsätzlich vergleichbar, die Mortalitätsrate mit 0,6–1,1% ist durchweg gering.

In Tabelle 2.7 sind die Ergebnisse der 5- und 10-Jahres-Überlebensraten verschiedener Autoren nach radikaler Prostatektomie einander gegenübergestellt. Die größeren Abweichungen von Paulson ergaben sich aus dem Nachkontrollmodus einerseits sowie möglicherweise aus dem bedeutend umfangreicheren Patientengut andererseits. Ansonsten finden sich bei den übrigen Autoren ebenfalls vergleichbare Resultate.

Zusammenfassend müssen wir feststellen, daß unsere Kenntnisse über die Biologie des Tumors unvollständig sind: vor allem aber können wir als klinisch tätige Urologen aufgrund von statistischen Angaben im Einzelfall den Patienten nicht mit einem statistischen Ergebnis konfrontieren, sondern müssen seinen individuellen Fall, basierend auf den vorhandenen Kenntnissen dank moderner Diagnostik einerseits, sowie aufgrund der Beurteilung der Persönlichkeit des Patienten und seines Umfeldes andererseits angehen.

Tabelle 2.4. Intraoperative Frühkomplikationen

Autor	Patienten [n]	Rektumperforation [%]	Ureterverletzung [%]	Kardiopulmonale Komplikationen [%]
Lieskovsky, Skinner (1983)	95	2,1	1,2	–
Frohmüller (1985)	175	4,0	1,1	–
Middleton (1986)	136	3,0	–	–
Igel et al., Mayo Clinic (1987)	692	1,3	0,3	0,9
Grups (1988)	257	5,1	1,2	0,4
Kleinschmidt (1991)	147	2,0	–	2,8
Bern (1991)	164	1,7	0,8	1,0

Tabelle 2.5. Postoperative Frühkomplikationen

Autor	Patienten [n]	Thromb. Lungenembolie [%]	Temp. Urinfistel [%]	Hämatom [%]	Lymph. [%]	Infekt [%]	Tod [%]
Liskovsky (1983)	95	7,6	–	3,2	3	3,0	0
Frohmüller (1985)	175	2,3	–	5,1	12,6	28,0	1,1
Paulson (1986)	143	–	–	–	–	–	0
Middleton (1986)	136	14,0	–	–	2,0	–	0
Igel, Mayo Clinic (1987)	692	3,9	2,7	0,7	0,9	1,0	0,6
Grups (1988)	257	2,7	–	3,9	11,3	–	0,8
Kleinschmidt (1991)	147	1,4	–	14,3	7,0	4,9	0,7
Bern (1991)	164	7,0	1,5	4,3	3,4	1,8	0,8

Tabelle 2.6. Spätkomplikationen

Autor	Patienten [n]	Inkontinenz gering [%]	ausgeprägt [%]	Striktur [%]
Lieskovsky, Skinner (1983)	95	–	3,2	–
Frohmüller (1985)	175	25,0	5,0	6,3
Middleton	136	–	6,0	6,0
Igel et al., Mayo Clinic (1987)	691	16,5	5,6	5,4
Grups (1988)	257	22,7	4,8	4,8
Kleinschmidt (1991)	102	11,8	3,9	9,5
Bern (1991)	164	7,5	1,2	3,4

Tabelle 2.7. Überlebensraten nach radikaler Prostatektomie

Autor	Patienten [n]	5 Jahre Total [%]	kein Tumor nachweisbar [%]	Patienten [n]	10 Jahre Total [%]	kein Tumor nachweisbar [%]
Paulson (1986)	143	94	–	–	–	–
Middleton (1986)	136	94	87	46	67	35
Grups (1988)	–	–	–	75	68	–
Paulson (1990)	143	–	–	441	88	72
Frohmüller (1991)		–	–	127	68	
Bern (1991)	50[a]	92	85	–	–	–

[a] bis 1984

Literatur

Adolfsson J, Carstensen J (1991) Natural course of clinically localized prostatic adenocarcinoma in men less than 70 years old. J Urol 146:96–98

Anscher MS, Prosuitz LR (1987) Postoperative radiotherapy for patients with carcinoma of the prostate undergoing radical prostatectomy with positive surgical margins, seminal vesicle involvement and/or penetration through the capsule. J Urol 138:1407–1410

Babaian RJ, Camps JL, Frangos DN et al. (1991) Monoclonal prostate-specific antigen in untreated prostate cancer. Cancer 67:2200–2206

Bandalament RA, O'Toole RV, Young DC et al. (1991) DNA ploidy and prostate-specific antigen as prognostic factors in clinically resectable prostate cancer. Cancer 67:3014–3032

Catalona WJ, Miller DR, Kavoussi LR (1988) Intermediate term survival results in clinically understaged prostate cancer patients following radical prostatectomy. J Urol 140:540–544

Eggleston JC, Walsh PC (1985) Radical prostatectomy with preservation of sexual function: pathological findings in the first 100 cases. J Urol 134:1146–1150

Fair WR, Heston WDW (1991) Is combined modality therapy appropriate for apparently localized carcinoma of the prostate? Urol Clin N Am 18:477–480

Frohmüller H, Wirth M, Manseck A, Theiss M (1991) Selektionskriterien für die radikale Prostatektomie unter Berücksichtigung von Langzeitergebnissen. Urologe [A] 30:394–400

George NJR (1988) Natural history of localised prostatic cancer managed by conservative therapy alone. Lancet 2:494

Gervasi LA, Mata J, Easley JD et al. (1989) Prognostic significance of lymph nodal metastases in prostate cancer. J Urol 142:332–336

Johansson JE, Andersson S-D, Krusemd UB et al. (1989) Natural history of localised prostatic cancer. A population-based study in 223 patients untreated. Lancet 1:799

Larsen MP, Carter HB, Epstein JI (1991) Can stage A1 tumor extent be predicted by transurethral resection tumor volume, per cent or grade? A study of 64 stage A1 radical prostatectomies with comparison to prostates removed for stages A2 and B disease. J Urol 146:1059–1063

Montgomery BT et al. (1989) Stage B adenocarcinoma of the prostate: Nuclear DNA content measured by flow cytometry. J Urol 141:182A

Morgan WR, Zincke H, Rainwater LM et al. (1991) Prostate specific antigen values after radical retropubic prostatectomy for adenocarcinoma of the prostate: impact of adjuvant treatment (hormonal and radiation). J Urol 145:319–323

Morton RA, Steiner MS, Walsh PC (1991) Cancer control following anatomical radical prostatectomy: an interim report. J Urol 145:1197–1200

Paulson DF, Moul JW, Walther PJ (1990) Radical prostatectomy for clinical stage T1–2 N0 M0 prostatic adenocarcinoma: long-term results. J Urol 144:1180–1184

Paulson DF (1992) Margin positive residual after radical prostatectomy: value of adjunctive therapy. Aktuel Urol

Quinlan DM, Epstein JI, Carter BS et al. (1991) Sexual function following radical prostatectomy: influence of preservation of neurovascular bundles. J Urol 145:998–1002

Smith JA et al. (1991) Long-term follow-up after radical prostatectomy. Identification of prognostic variables. Urol Clin N Am 18/3:473–476

Stamey TA et al. (1989) Prostate specific antigen in the diagnosis and treatment of adenocarcinoma of the prostate. II. Radical prostatectomy treated patients. J Urol 141:1076–1083

Stamey TA et al. (1990) Positive surgical margins at radical prostatectomy: importance of the apical dissection. J Urol 143:1166–1173

Villers A, McNeal JE, Redwine EA et al. (1989) The role of perineal space invasion in the local spread of prostatic adenocarcinoma. J Urol 142:763–768

Diskussion

M. WIRTH: Zunächst ganz herzlichen Glückwunsch für dieses ausgezeichnete Referat zur radikalen Prostatektomie. Aber ich hätte einige Anmerkungen. Das eine geht um die „natural history". Sie haben unter anderem die Arbeiten von Adolphson und Johansson gezeigt. Ich habe mich insbesondere einmal mit der Arbeit von Johansson und seinen Zahlen beschäftigt, und das ist also nun nicht die „natural history" des Prostatakarzinoms, sondern es ist die „natural history" eines präselektionierten Krankengutes. Er hat in diesem Krankengut 66% G1-Fälle, das entspricht nun überhaupt nicht dem, was wir bei den radikal Prostatektomierten sehen. Er hat ein durchschnittliches Lebensalter von über 72 Jahren. Das heißt, daß über 50% der Patienten über 70 Jahre alt sind und 47% ein Stadium T0 haben, dies also inzidentelle Karzinome sind. Es handelt sich also um völlig andere Patienten, und damit bekommt er so gute Überlebensraten. Er kommt ja dann in seiner Arbeit zu dem Schluß, daß die radikale Prostatektomie ein gefährliches Verfahren ist und man es nicht mehr machen sollte. Auch sollte man kein Screening mehr machen. Ich meine, das sind keine Zahlen, die man mit denen der Patienten vergleichen kann, die allgemein radikal prostatektomiert werden. Bei denen sind nur 5% über 70 Jahre alt, und meist haben die Patienten sehr viel höhergradige Tumoren in höheren T-Stadien. Sie haben uns die Daten von inkontinenten Patienten aus Würzburg gezeigt. Inzwischen haben wir auch bessere Ergebnisse, das liegt unter anderem auch daran, daß wir gelernt haben, besser im Apexbereich zu resezieren, und das verdanken wir teilweise auch sicherlich den Untersuchungen von Walsh und Bob Myers. Bei 100 Patienten, die jetzt nachuntersucht wurden, haben wir, ähnlich sie Sie, 8 Patienten mit einer Streßinkontinenz. Sie kamen auf 7,5%. Das ist relativ gleich.

E. J. ZINGG: Vielen Dank. Ich hatte gesagt, daß die Daten nicht mehr taufrisch sind, und ich weiß, daß die Resultate besser geworden sind.

Zur Frage der „history of disease": Wir haben eine kleine Gruppe von Patienten im Stadium T1 und T2 nachkontrolliert, die sich nicht operieren lassen wollten, und sind auf ähnliche Zahlen gekommen mit über 10 Jahren Überlebensrate von etwa 70%. Ich wollte damit nur zeigen, daß es klar ist, daß das Krankengut selektioniert ist, in unserem Krankengut also auch Patienten sind, bei denen wir ein Karzinom finden, das keiner Operation bedurfte. Da besteht kein Zweifel. Es gibt Karzinome, die wir nicht operieren müssen. Was ich nun damit sagen wollte, ist, daß wir im Grunde genommen nicht wissen, welche Patienten wir operieren sollten. Und solange wir das nicht wissen, müssen wir eben der ganzen Gruppe von Patienten, die prospektiv 10 Jahre überleben kann, die Operation empfehlen.

R. ACKERMANN: Ich möchte das Problem der erektionsprotektiven Operation noch einmal anschneiden. Ich habe vorher gesagt, ich habe es weitgehend verlassen. Und zwar aus zwei Gründen. Das eine ist, unsere Daten zeigen ziemlich deutlich, daß in unserem Krankengut zumindest die überwiegende Mehrzahl der Fälle pathohistologisch ein Stadium T3 hat. Und das ist einfach ein immenses Risiko. Und das zweite ist, daß ich ernsthafte Zweifel habe an der Verläßlichkeit der Daten von Walsh. Du hast erwähnt, daß er zwischen 1982 und 1988 600 radikale Prostatektomien gemacht hat. In der letzten Statistik hat er etwas mehr als 500 Fälle angegeben. Das impliziert, daß praktisch jeder Patient bei Walsh eine gute Potenz präoperativ hat. Und das steht völlig im Gegensatz zu unseren Patienten. Bei uns ist die überwiegende Mehrzahl der Patienten bereits präoperativ in bezug auf das Sexualleben erheblich kompromittiert. Und wie diese Daten dann zustande kommen, weiß ich nicht. Vielleicht ist die amerikanische Population einfach potenter als die rheinische Bevölkerung, denn ich kann diese Daten schlicht und einfach aus den genannten Gründen nicht reproduzieren. Deshalb bin ich sehr zurückhaltend hinsichtlich des Risikos, die Radikalität zu kompromittieren, weil ich diese Daten einfach nicht erklären und interpretieren kann.

E. J. ZINGG: Ich wollte in meinem Vortrag Walsh nicht zu stark kompromittieren und habe daher nur die Zahlen gezeigt. Ich gehe damit völlig konform mit der Ansicht von Herrn Ackermann. Auch wir sind sehr zurückhaltend mit der Nerve-sparing-Technik. Aber es gibt einfach Patienten, die sagen, ich bin noch potent, die sagen: „Mir ist es gleich, was Sie machen, aber ich will, wenn irgendwie möglich, meine Potenz erhalten haben." Und in diesen Fällen gehen wir dann potenzschonend vor. Im Zweifelsfalle wird aber nicht potenzschonend operiert. Wenn ich die geringsten Zweifel habe auf eine Kapselinfiltration und Penetration auf der Tumorseite, dann opfere ich das Gefäßnervenbündel, und wenn ich eine gute Beziehung zum Patienten habe und mit ihm das Ganze vorbesprochen habe und nach der Operation besprechen kann, dann hatte ich bis jetzt nie Schwierigkeiten, ihm dies auch zu erklären, wenn ich ihm sage: „Es ist wie eine Waage, hier ist die Potenz, und hier ist die Überlebenschance, was wählen Sie?" Außerdem sage ich dem Patienten immer noch: „Es gibt daneben noch ein gutes Glas Burgunder!"

J. E. ALTWEIN: Ich darf das auch noch kommentieren. Zunächst einmal, der Vortrag war wirklich ganz brillant.

Zu der Präzision und der Zuverlässigkeit der Erektionsprophylaxe in den Walsh-Daten vielleicht zwei Kommentare: Wir hatten eine lange Diskussion in Paris im letzten Jahr über die Erhebung seiner Daten. Dazu ruft er beim Patienten postoperativ zu Hause an und fragt dann den erschreckten Mann am Telefon: „Bist Du noch potent?". Was soll der arme Mann dann sagen, wenn der berühmte Prof. Walsh anruft? Der 67jährige Farmer aus North Carolina sagt natürlich: „Selbstverständlich, Prof. Walsh!" Und die Daten werden auch noch dadurch getrübt, daß es auch noch andere Berichte gibt. Catalona hat ja sicherlich nicht viel schlechter operiert. Er hat sich ganz besonders auch auf die einseitige Nervenschonung kapriziert, weil die sicherer ist, was den Tumor angeht, hat aber nur bei der Hälte der Patienten die Erektion erhalten können, im Gegensatz zu Walsh. Er hat nämlich gerade 40% Erektionsbewahrung, wohingegen Walsh behauptet, er hätte über 80% auch bei einseitiger Behandlung.

E. J. ZINGG: Vielleicht muß man Herrn Walsh etwas zugutehalten. Mit seiner Technik hat er uns gelehrt, wirklich besser die radikale Prostatektomie durchzuführen. Wir operieren weniger blutig, wir haben eine bessere anatomische Übersicht, wir präparieren besser den Apex und die Urethra. Die Frage der Potenz, die können wir vielleicht daneben beiseite lassen. Eine zweite Frage ist jedoch: Was gewinnen wir beim Belassen des Gefäßnervenbündels für die Inkontinenzquote? Verbessern wir die eventuell auch etwas? Ich kann das nicht sagen. Aber seit Walsh diese Technik beschrieben hat, wird sicher besser radikal prostatektomiert, und es wird auch besser radikal zystektomiert. Das darf man nicht vergessen. Denn auch dort sind diese Ideen von Walsh ebenfalls mit eingeflossen.

TH. SENGE: Es ist immer eine schwierige Entscheidung, vom Alter allein die Indikation zu einer Radikaloperation abhängig zu machen. Ich glaube, solange wir keine besseren Prognoseparameter als phänotypische Beschreibungen des Tumors in der Hand haben, können wir kaum anders handeln, als auch einem 70jährigen in gutem Zustand bei unsicherer Prognose zu empfehlen: „Die Radikaloperation ist für Dich die einzige kurative Chance." Ich glaube, man kann das tun, diesen persönlichen Konflikt auszutragen, wenn man die Daten über die geringe Morbidität kennt, die mit einer radikalen Operation verbunden ist. Mit der Technik von Walsh ist es, glaube ich, bei einer bestimmten Lernkurve möglich, so wenig Komplikationen zu haben, und dazu beglückwünsche ich Sie, Herr Zingg. Sie haben es wahrscheinlich auch allein in der Hand gehabt, die Radikaloperation durchzuführen, oder Sie haben Herrn Studer gehabt, denn mehr haben in ihrer Klinik sicher nicht operiert. Aber ich darf sagen, daß auch in einer Ausbildungsklinik nach einer bestimmten Zahl von Operationen die Inkontinenz heute kein Risiko mehr ist, die Transfusionspflichtigkeit kaum noch besteht und Läsionen am Rektum kaum noch vorkommen. Das ist bedingt durch bessere anatomische Informationen, die uns Walsh vermittelt hat, und das ist auch die Rechtfertigung dafür, daß wir die radikale Operation großzügiger empfehlen können, weil wir nichts Besseres als diese kurative Therapieform dem Patienten anzubieten haben.

E. J. ZINGG: Ich gehe mit Ihnen völlig konform, daß bei einem Patienten von 70 Jahren, der heute eine Lebenserwartung von 79 Jahren hat, also in diese Gruppe mit den 10 Jahren Überlebenschance gehört, die Indikation meines Erachtens gegeben ist.

R. ACKERMANN: Ich möchte dazu noch eine kleine Anmerkung machen. Herr Hautmann hat in einem der letzten Hefte des Urologen A über Morbidität und Komplikationen seiner Serie berichtet, und es sind durchweg Fälle, die unter Kenntnis der Anatomie, wie sie von Walsh und Donker beschrieben ist, operiert wurden. Die Komplikationsrate ist mitnichten auch nur ein Prozentpunkt besser als das, was man in der Vergangenheit berichtet hat. Er hat die gleichen Komplikationen. Er hat die gleichen Blutverluste, die Rektumverletzungen, die Urethraverletzungen, er hat die Relaparotomien, es ist alles auch in ungefähr diesem prozentualen Verhältnis dabei. Das heißt, ich persönlich glaube, daß die verbesserte Einsicht in die Anatomie im kleinen Becken nicht wesentlich dazu beigetragen hat, die Komplikationsraten und die Morbidität zu senken. Aber was sie getan hat, und das ist, glaube ich, das wesentliche Verdienst von Walsh und Donker, daß es einer Vielzahl von Leuten verständlich gemacht wurde, wie man eine solche Operation standardisiert durchführen kann. Und das resultiert darin, daß heute dieses Operationsverfahren, das früher auf ungefähr 5 Zentren in der Bundesrepublik begrenzt war, wie Berlin, Würzburg und Hamburg bei Max Bressel, die ungefähr 200 oder 300 Fälle im Laufe der Zeit zusammengebracht haben, nun in vielleicht 150 Kliniken durchgeführt wird. Das ist der Effekt der Arbeit von Walsh und Donker. Aber ich glaube nicht, daß es den Effekt gehabt hat, daß die Komplikationsrate und die Morbidität bei diesen Patienten abgenommen hat.

H. ERNST: Ich komme mir als einziger Radiologe vor wie Martin Luther als das Mönchlein, das den schweren Gang geht. Aber ich würde ganz grundsätzlich bei der Betrachtung der kurativen Therapiemöglichkeiten mit relativ guter Möglichkeit der Potenzerhaltung auch die Strahlentherapie nennen, und die wird als Alternative hier nicht genannt. Wir werden darauf zurückkommen, aber vielleicht sollte man sie mit in die Betrachtung einbeziehen. Die Potenzerhaltung ist besser, als man denkt, wenn man das Krankengut der bestrahlten Patienten betrachtet. Diese Patienten sind in der Regel ältere, vielfach kreislaufkranke Patienten, die mit entsprechenden Medikamenten behandelt werden und bei denen sich die Potenzfrage anders stellt. In diesem Krankengut wird die Potenzerhaltung zwischen 30% und 90% angegeben. Sie sehen, daß das Spektrum nach den eigenen Erfahrungen relativ gut ist.

E. J. ZINGG: Sie haben hier etwas Wichtiges gesagt. Auch bei uns in Bern haben wir früher recht viel bestrahlt, aber es war eine negative Selektion. Der Strahlentherapeut hat meist die alten Patienten im schlechten Zustand bekommen, sie waren oft schon vorher impotent, und so konnten wir nie etwas aussagen über die Potenzerhaltung.

J. BRAUN: Wir haben vorhin die Dias gesehen mit dem Hinweis auf alternative Hormonbehandlung bei positivem Absetzungsrand oder die Bestrahlung des Absetzungsrandes, die praktisch von den Überlebensraten her keinen Erfolg zeigten. Was sollen wir bei positiven Absetzungsrändern in Zukunft tun? Und eine Frage an Prof. Ernst: Wenn ein positiver Absetzungsrand nach der radikalen Prostatektomie bestrahlt wird und wenn man die normale Strahlendosis von 60 oder 65 Gy gibt, dann gibt es doch massive Komplikationen in bezug auf die Kontinenz. Bei niedrigeren Dosen, die auch diskutiert werden, kann ich mir nicht vorstellen, daß sie irgendeinen Einfluß auf den Tumor haben. Könnten Sie vielleicht dazu kurz Stellung nehmen.

E. J. ZINGG: Wenn Sie mich fragen: „Was tun?", würde ich sagen: „Nichts; warten, kontrollieren, weder bestrahlen noch Hormonbehandlung."

R. ACKERMANN: Und wenn das PSA gleichzeitig ansteigt – man bestimmt postoperativ alle 6 Wochen den PSA-Wert, dann steigt das PSA ganz langsam an, 0,9, 1,2, 1,5 und geht so ganz langsam weiter –, ist dann die Indikation der zusätzlichen Bestrahlung gegeben, und ab wann darf postoperativ bestrahlt werden?

E. J. ZINGG: Also erstens machen wir das PSA nicht alle 6 Wochen, sondern alle 4 Monate, und zweitens, wenn der Patient symptomfrei ist und wir rektal keinen Befund haben, dann behandeln wir wegen des PSA nicht. Nur wenn der Patient Symptome hat und/oder einen lokalen Befund und/oder durch den PSA-Befund sehr beunruhigt ist, dann behandeln wir mit Hormonen.

M. WIRTH: Ich möchte das Statement von Herrn Prof. Zingg noch einmal unterstreichen: Die Patienten sterben nicht am Lokalrezidiv, sondern an den Fernmetastasen. Wir haben Patienten, die mehr als 10 Jahre im Verlauf beobachtet wurden, und von diesen Patienten, die Lokalrezidive hatten, hatten alle bis auf einen zum Zeitpunkt des Lokalrezidivs oder etwas später auch einen systemischen Progreß. Zum positiven Rand muß man sagen, daß er noch nicht ein Lokalrezidiv bedeutet. Da gibt es eine interessante Arbeit von Epstein, der die radikalen Prostatektomien von Walsh pathohistologisch aufgearbeitet hat aus einer Serie, bei der er intraoperativ, nachdem er zunächst potenzerhaltend operiert hatte, das Gefühl bekam, daß in der Seite des neurovaskulären Bündels noch Karzinom war, so daß er dieses dann doch noch breit mitreseziert hat. Epstein konnte in diesen Fällen, wo dann in der Prostata ein positiver Rand war, in dem neurovaskulären Bündel in 40% der Fälle überhaupt keinen Tumor, selbst bei feinster Aufarbeitung, nachweisen. Das heißt, ein positiver Rand muß nicht unbedingt mikroskopisch einen residualen Tumor bedeuten.

H. ERNST: Es widerstrebt natürlich jedem operativ tätigen Kollegen, Tumorgewebe zu belassen, wenn er eine kurative Therapie anstrebt, ob nun eine Fernmetastasierung schon vorhanden ist oder nicht. Das Belassen von Tumorgewebe ist onkologisch-chirurgisch, glaube ich, nicht erwünscht. Gegen Paulson müßte man sagen, daß es auch Untersuchungen von Carter, Petrowitsch usw. gibt, die die adjuvante Strahlentherapie in solchen Fällen doch positiv beurteilen, zum Teil sogar in Form der multimodalen Therapie, also gleichzeitig noch mit Zytostatika. Über die Komplikationsraten einer derartigen Therapie wird dann allerdings wenig gesprochen. Ich könnte mir vorstellen, daß diese extrem hoch sind. Aber eine interessante Alternative, auf die ich heute nachmittag kurz eingehen werde, ist in den Fällen, bei denen man Tumorgewebe belassen muß, die intraoperative Strahlentherapie, die man ganz schonend und ganz gezielt unter Schonung von Risikogeweben, auf das Tumorbett bzw. den belassenen Tumor applizieren kann. Da deutet sich, jedenfalls nach japanischen Untersuchungen, doch ein Fortschritt an. Wir haben keine eigenen Erfahrungen. Wir haben aber beim Magenkarzinom, wo man häufig vor der gleichen Situation steht, bei den intestinalen Formen des Magenkarzinoms, die am Lokalrezidiv sterben oder erkranken, eine deutliche Verbesserung, nicht dagegen bei den diffusen Formen, die an der Fernmetastasierung sterben. Das wäre ja eine Parallele zum Prostatakarzinom.

E. J. ZINGG: Das Problem liegt natürlich darin, daß Sie während der Operation die Information nicht haben, ob der Absetzrand positiv ist, und vor allem auf Höhe der Urethra widerstrebt es einem natürlich, noch eine Scheibe für den Histologen abzuschneiden, und dann kommt der Bericht zurück, er kann es nicht sicher sagen, er möchte noch mehr Gewebe haben.

R. ACKERMANN: Herr Ernst, wie ist es mit der Bestrahlung, wenn einer Inkontinenzprobleme hat? Das ist ja da unten eine feuchte Kammer. Gibt es da Hautkomplikationen? Ab wann darf man denn postoperativ bestrahlen?

Angenommen, es ist wirklich eine ausgeprägte Tumorinfiltration da, was meist darauf hindeutet, daß präoperativ die Indikation zur radikalen Prostatektomie nicht gestimmt hat oder man sie großzügig gestellt hat, und man will bestrahlen. Wann?

H. ERNST: Hautkomplikationen sind bei moderner Technik nicht zu erwarten trotz der feuchten Kammer in diesem Bereich, und man kann sie vermeiden mit einer geschickten Technik. Das Problem ist, daß die Bestrahlung in der Regel zu früh angefangen wird, und da haben Sie völlig recht: Man muß abwarten und erst nach 4 Wochen oder meist noch später beginnen. Wenn man sehr frühzeitig anfängt zu bestrahlen und vielleicht sogar noch ein Harnwegsinfekt vorliegt, sind die Folgen und die Nebenerscheinungen fürchterlich.

J. E. ALTWEIN: Ein weiteres heißes Eisen war das inzidentelle Prostatakarzinom, allein schon deswegen, weil es ja vergleichweise häufig ist. Und es ist ganz sicherlich verführerisch, auch im Stadium T1 A eine radikale Prostatektomie durchzuführen. Die gegenwärtige Datenlage ist eigentlich unentschieden. Wenn man sich die Daten von Chisholm anschaut oder auch von Jay Smith von der Vanderbilt-Universität, der argumentiert, wenn ich einen A1- oder T1 A-Tumor nach der transurethralen Resektion gefunden habe, dann kann er schon durch eine sorgfältige rektale Untersuchung vor der Operation, mit fast 35%iger Wahrscheinlichkeit ausschließen, daß ein großvolumiges inzidentelles Prostatakarzinom, also sprich A2 oder mehr, vorliegt. Auf zwei Konsensus-Konferenzen mit namhaften Urologen im letzten Jahr in Rotterdam und in Sea Island, diese auf Veranlassung der amerikanischen Krebsgesellschaft, war es nicht möglich, einen Konsens herzustellen, ob man jetzt im Stadium T1 A radikal operiert oder nicht wegen der Erfahrung, daß es da ein unterschätztes Stadium T1 A gibt, das bis gegen 90% geht. Ich erinnere mich, daß in Rotterdam speziell Herr Prof. Frohmüller sehr vehement für die radikale Prostatektomie im Stadium T1 A votiert hat, aber nicht durchgedrungen ist. Ich habe gerade vom Journal of Urology eine Übersichtsarbeit von Soloway zum inzidentellen T1 A zugeschickt bekommen, die demnächst erscheinen soll, und auch darin ist eigentlich dieser Punkt, den Sie sehr schön gezeigt haben, unklar geblieben. Wenn Sie vielleicht noch einen abschließenden Kommentar geben könnten.

E. J. ZINGG: An meiner Formulierung haben Sie gesehen, daß ich mich aus der Entscheidung etwas herausgeschlichen habe, aber auf dem Diapositiv stand, die Indikation ist gegeben, das heißt, es besteht die Option. Ich glaube, wir können es zum jetzigen Zeitpunkt einfach nicht sicher sagen. Es kommt darauf an, wie der Differenzierungsgrad ist, es kommt auch darauf an, wer die transrektale Resektion gemacht hat, war es ein Anfänger, der vielleicht nur eine relativ kleine Resektion gemacht und wenig Gewebe zentral weggenommen hat, oder war der Operateur ein guter Resektionist, der sehr viel weggenommen hat. Das spielt alles eine Rolle. Ich will also ja nicht sagen, daß wir bei jedem A1-Karzinom in jedem Fall dann die radikale Prostatektomie anschließen sollen, sondern es besteht, wie gesagt, die Option dafür.

3 Bedeutung und Grenzen des PSA in der Diagnose und Verlaufskontrolle des Prostatakarzinoms

E. P. Allhoff

Das prostataspezifische Antigen (PSA) wurde von Wang et al. 1979 erstmals isoliert und charakterisiert. Es handelt sich um ein Glykoprotein mit einem Kohlenhydratanteil von annähernd 7%, dessen Polypeptidkette aus 240 Aminosäureresten aufgebaut ist. Sein Molekulargewicht beträgt zwischen 33000 und 34000 Dalton[1]. Die Primärstruktur des PSA, dessen Codierung auf Chromosom 19 erfolgt, zeigt in hohem Maße eine Sequenzhomologie mit anderen Serinproteasen der Kallikrein-Familie (Riegman et al. 1989; Wang et al. 1979; Watt et al. 1986). PSA ist ein physiologisches, organspezifisches Sekretionsprodukt der Epithelzellen von Ductus und Acini der reifen Prostata. Es wird angenommen, daß seine Funktion in der enzymatischen Digestion von Samenblasenproteinen und der Liquifikation des seminalen Koagulums liegt (Lee et al. 1989). Enzymatische Bestimmungen eines erhöhten PSA-Serumwerts reflektieren daher zunächst eine Störung des normalen Sekretionsmechanismus über die Drüsenausführungsgänge der Prostata und einen durch unterschiedliche Ursachen bedingten Übertritt des Glykoproteins in die Zirkulation.

3.1 Mögliche Ursachen einer PSA-Erhöhung

Als eutopes exokrines Produkt der Prostata unterliegt das PSA zwangsläufig jeder biologischen Alteration der Drüse.

Ursachen der PSA-Erhöhung (Zusammengestellt nach: Armitage et al. 1988; Breul et al. 1992; Garvin 1990; Kalabin u. Hornberger 1991; Kiser u. Clark 1991; Kramer et al. 1990; Mulders et al. 1990; Stamey et al. 1987; Vesey et al. 1988)

- BPH,
- Prostatakarzinom,
- Infarkt,
- Entzündung/Prostatitis,
- Biopsie/Transurethrale Resektion,

---

[1] Alte atomare Masseneinheit: 1 Dalton $= 1{,}66018 \cdot 10^{-27}$ kg

- Mechanische Irritation:
  - Instrumentation
  - Massage
  - Palpation
  - Harnretention,
- Interferenzen,
- Störung des PSA-Metabolismus.

Besonders häufig ist eine PSA-Serumerhöhung im Rahmen der benignen Prostatahyperplasie (BPH). Nach eigenen Untersuchungen findet sich eine solche in etwa der Hälfte der Fälle. Stamey et al. (1987) quantifizierten die eine BPH begleitende PSA-Erhöhung mit etwa 0,3 ng/ml pro Gramm hyperplastischen Gewebes. Benson et al. empfehlen einen Quotienten aus Serum-PSA und Prostatavolumen (PSA-Dichte) zur Abschätzung des durch die BPH bedingten PSA-Titers (Benson et al. 1992). Die Autoren sehen in diesem Verhältnis eine mögliche Orientierungshilfe in der Abgrenzung zwischen benigner und maligner Veränderung, da ebenso im Falle eines Prostatakarzinoms in bezug auf den testentsprechenden Referenzbereich pathologische PSA-Titer in 70% und mehr beschrieben werden (Allhoff et al. 1992; Brauer 1991). Dies verdeutlicht, daß eine Erhöhung als solche zunächst nur das Vorliegen einer Drüsenaffektion widerspiegelt, eine Aussage zu deren Art aber nicht zuläßt. So werden ebenso vom Normwert abweichende Titer bei entzündlichen Prozessen und beim Infarkt der Prostata beschrieben. Ähnlich wirken sich mechanische Irritationen durch Palpation, Harnverhalt oder instrumentelle bzw. operative Maßnahmen aus, die kinetischen Untersuchungen entsprechend mit einem verzögerten Anstieg des Serum-PSA-Werts einhergehen können (Breul et al. 1992).

Als weitere Ursache für das Vorliegen erhöhter PSA-Werte fanden Kramer et al. Interferenzen durch eine Gruppe unterschiedlicher Pharmaka mit der Bestimmungsmethode des Test-Kits (Kramer et al. 1990). Klinisch konnte dies durch eine Normalisierung des PSA nach Absetzen der jeweiligen Medikation belegt werden. Pathologische PSA-Titer bis 30 ng/ml wurden von den Autoren bei hohen Glukosekonzentrationen, ikterischen und lipämischen Seren, hohen Konzentrationen 2- und 3-wertiger Metallionen, Purin-, Indol-, Guanidinanaloga (z. B. Diltiazem, Isosorbiddinitrat, Verapamil), Vitamin C und Cisplatin bestimmt.

Der Metabolismus des PSA, d. h. seine Clearance aus dem Serum, ist bisher unbekannt. Nach Kabalin und Hornberger ist es unwahrscheinlich, daß PSA über die Niere verstoffwechselt wird (Kabalin u. Hornberger 1991); doch auch die Unkenntnis des genauen Abbauweges impliziert die Möglichkeit einer Erhöhung des Serum-PSA-Werts bei Störungen desselben.

3.2 Einflüsse auf den PSA-Titer bei der Karzinomdiagnostik

Die Tatsache, daß fast 90% der Prostatakarzinome mit einer Erhöhung des PSA-Werts einhergehen, unterstreicht das indikative Potential eines pathologischen Serumtiters für das Vorliegen eines Malignoms. Die mit 50% bestimmte Spezifität des Tests jedoch offenbart gleichzeitig dessen Grenzen als Einzelmaßnahme in der Diagnostik des Prostatakarzinoms (Allhoff et al. 1992).

Die Erfahrung der letzten Dekade hat aber gezeigt, daß die Berücksichtigung der Höhe eines bestimmten PSA-Werts bis zu einem gewissen Grad Rückschlüsse auf die Dignität der vorliegenden Affektion zuläßt. So ist bei Zugrundelegen eines Cut-off-Werts (COV) ein Titer zwischen Referenzbereich und diesem eher hinweisend für ein benignes und ein Wert oberhalb des COV eher indikativ für ein malignes Geschehen. Wenn auch die mit einem höheren PSA-Wert zunehmende Wahrscheinlichkeit eines Karzinoms eine solche Abschätzung vertretbar erscheinen läßt, so sollte das Überschreiten eines gewählten Schwellenwerts auch nur in diese Richtung interpretiert und der COV nicht als erweiterter Normbereich verstanden werden. Nach eigenen Untersuchungen würden auf diese Weise immerhin 25% der Prostatakarzinomfälle nicht erfaßt, deren Titer zwischen Normbereich und COV bestimmt wurden (Allhoff et al. 1989).

Biologische Faktoren, die den PSA-Titer im Falle eines Prostatakarzinoms beeinflussen:

- intraindividuelle Variation,
- individuell variierendes Verhältnis zwischen Stroma und Epithel,
- variable Synthese (sekretorisches Potential)
  - Heterogenität, histomorphologisch und funktionell,
  - genetische Instabilität während des Tumorwachstums.

Die hinsichtlich einer Karzinomdiagnostik eingeschränkte Aussage eines einzelnen PSA-Werts wird bei der intraindividuellen möglichen Variation dieses Glykoproteins, unabhängig von der Malignomerkrankung, ersichtlich. El-Shirbiny et al. quantifizieren eine solche mit etwa 10% bei gesunden Männern, von anderen Autoren wird für BPH-Fälle eine mögliche Schwankung mit einer Spanne zwischen 3,4 und 59,7% angegeben (Deijter et al. 1988; El-Shirbiny et al. 1987). Eine serielle Bestimmung ist daher für eine adäquate Interpretation unentbehrlich, zumal eine solche neben der Bestätigung der ersten Probe auch zur frühen Entdeckung des Karzinoms beitragen kann. So fanden Carter et al. eine signifikant größere prozentuale Veränderung der PSA-Werte über ein Jahr bei Männern mit einem Karzinom im Vergleich zu Fällen mit einer BPH (p < 0,03) (Carter et al. 1991). In diesem Zusammenhang erscheint es wichtig, darauf hinzuweisen, daß Werte von zwei unterschiedlichen Assays nicht direkt verglichen werden können (Hortin et al. 1988). Weber et al. fanden als weiterer Faktor in der Beeinflussung des PSA-Titers die erhebliche Variation des relativen Epithelanteils der Drüse als der Synthesestätte für PSA; in ihrer Untersuchung schwankte das Verhältnis zwischen Prostatagröße zu epithelialem Gewicht um das Dreifache (Weber et al. 1989). Dies zeigt eindrucksvoll die Problematik bei dem bereits beschriebenen Vorgehen (Benson et al. 1992; Stamey et al. 1987), den PSA-Serumwert linear mit der Größe der Prostata zu korrelieren, und erklärt darüber hinaus das im Falle eines Karzinoms durch ihre BPH-Komponente unterschiedliche und nicht abschätzbare sekretorische Potential der Drüse (Partin et al. 1990). In diesem Zusammenhang sei außerdem hervorgehoben, daß das benigne Epithel der Prostata einen gleichmäßig hohen Grad an PSA-Expression aufweist, wohingegen das Tumorgewebe das Glykoprotein heterogen exprimiert. Darüber hinaus sind das PSA und die PSA mRNS im malignen signifikant niedriger als im gutartigen Epithel nachweisbar (Qui et al. 1990). Dies erklärt die Erhöhung eines PSA-Serumwerts eher als Folge eines vermehrten Übertritts des Glykoproteins aus der Zelle in die Zirkulation und nicht bedingt durch eine Synthesesteigerung im Rahmen einer malignen Transformation. Neben der beim Karzinom heterogenen und erniedrigten PSA-Expression des Tumorgewebes ist darüber hinaus das Fehlen einer PSA-Expression bei Zellen mit neuroendokriner Differenzierung zu berücksichtigen (Turban-Herrera et al. 1988), wodurch letztendlich ebenfalls ein Einfluß auf die Höhe des PSA-Serumwerts möglich erscheint.

Weiterhin wird die Syntheseleistung für PSA von der genetischen Instabilität während des Tumorwachstums beeinflußt; es bleibt jeweils schwer abschätzbar, inwieweit die malignen Zellen zahlenmäßig und funktionell die physiologischen Eigenschaften der benignen Epithelien beibehalten haben (Baylin u. Mendelsohn 1982).

Wenn auch vor dem Hintergrund dieser Ausführungen die mit der Organspezifität des PSA assoziierten Eigenschaften dessen Grenzen bei alleiniger Nutzung zur Karzinomdiagnostik verständlich machen, bereichert dennoch sein indikatives Potential komplementär einen multimodalen Ansatz.

Cooner et al. erzielten durch Kombination von digitaler rektaler Palpation, PSA-Serumwertbestimmung und transrektaler Ultraschalluntersuchung in einem von ihnen entwickelten Algorithmus bei 1807 untersuchten männlichen Patienten eine Karzinomaufdeckungsrate von 14,6% (Cooner et al. 1990). Catalona et al. bestimmten das PSA bei 1653 gesunden Männern ab dem 50. Lebensjahr. Lag der Wert unter 4 ng/ml, wurde auf weitere Tests verzichtet. Bei Werten oberhalb 4 ng/ml folgten die digitale rektale Palpation und der transrektale Ultraschall. Bei pathologischem Befund eines Tests oder beider Parameter wurde eine Biopsie durchgeführt, die in jedem Fall bei PSA-Werten über 10 ng/ml stattfand. Die Analyse der erhaltenen Befunde ergab für die PSA-Serumwertbestimmung die niedrigste Fehlerquote der angewandten Untersuchungsverfahren, die Verknüpfung der PSA-Bestimmung mit der digitalen rektalen Untersuchung erzielte die niedrigste Fehlerquote als Zweifachkombination. Die Autoren folgerten, daß die Kombination der PSA-Serumwertbestimmung mit der rektalen Palpation und bei pathologischen Befunden mit Ergänzung durch die Ultraschalluntersuchung eine bessere Methode zur Erkennung des Prostatakarzinoms darstellt als die digitale Untersuchung allein (Catalona et al. 1991).

Eigene Untersuchungen belegten ebenfalls die Steigerung von Sensitivität und Spezifität in der Diagnostik des Prostatakarzinoms durch Kombination des konventionellen Standardverfahrens mit dem immunserologischen Test. Eine Dreifachkombination der Einzelverfahren erbrachte jedoch in unserer Studie kein Informationsplus (Allhoff et al. 1992).

3.3 Staging

Stamey et al. zeigten 1987, daß die PSA-Werte mit zunehmendem klinischen Stadium ansteigen und proportional zum geschätzten Tumorvolumen sind (Stamey et al. 1987). Dennoch erscheint klinisch die Zuordnung eines Patienten zu einem bestimmten Stadium auf der Grundlage des PSA-Werts allein nicht zuverlässig. Donohue und Miller fanden bei 6/22 Patienten des Stadiums B PSA-Werte >10 ng/ml und bei 15/27 des Stadiums C PSA-Werte unter 10 ng/ml (Donohue u. Miller 1991). Winter et al. korrelierten bei 63 Patienten mit klinisch lokalisiertem, nicht vorbehandeltem Adenokarzinom der Prostata nach pelviner Staging-Lymphadenektomie und anschließender radikaler Prostatektomie die PSA-Werte mit den jeweiligen pathologischen Stadien und dem entsprechenden Differenzierungsgrad. Zwar nahmen die präoperativen PSA-Werte tendenziell mit dem höheren pathologischen Stadium bzw. Differenzierungsgrad zu, jedoch ließ sich ein signifikanter Unterschied weder zwischen PSA-Wert und Stadium noch zwischen PSA-Titer und Differenzierungsgrad darstellen (Winter et al. 1991). Greskovich et al. verglichen die PSA-Werte von 84 Patienten des klinischen Stadiums C nach der pelvinen Staging-Lymphadenektomie mit dem Lymphknotenstatus und dem Differenzierungsgrad. In 47 Fällen war histologisch eine regionäre Metastasierung diagnostiziert worden. Der mediane PSA-Wert für die Patienten mit Lymphknotenfiliae betrug 11,4 ng/ml, für die Patienten ohne lymphatische Absiedelung 11,2 ng/ml. Auch für den Differenzierungsgrad konnte keine signifikante Zuordnung ermittelt werden (Greskovich et al. 1991). In einer Studie von 133 Patienten mit einem lokalisierten Prostatakarzinom der Stadien A2–C, die einer Bestrahlung zugeführt wurden, fanden Zagars et al. eine ausgeprägte Variabilität der PSA-Werte vor Behandlung mit einem 100fachen Unterschied zwischen den niedrigsten und höchsten Titern. Obschon die mittleren PSA-Werte der Patienten im Stadium C signifikant höher waren als die der Patienten mit den Stadien A2, B1 und B2, ermöglichten die individuellen Werte praktisch keine Stadienzuordnung im Einzelfall (Zagars et al. 1991). Zum gleichen Ergebnis kommen Partin et al. nach einer Studie von 350 Patienten mit klinisch lokalisiertem Prostatakarzinom und 72 Patienten mit BPH. Ihrer Meinung nach spiegeln die PSA-Serumwerte die tatsächliche Tumorlast und das pathologische Stadium nicht zuverlässig im einzelnen Fall wider. Die Autoren begründen ihre Schlußfolgerung mit dem nicht abschätzbaren Beitrag an PSA aus der benignen BPH-Komponente der Prostata sowie mit der sinkenden Synthese des PSA durch weniger differenzierte Zellklone bei zunehmendem Tumorvolumen (Partin et al. 1990).

3.4 Verlaufskontrolle

Nach radikaler Prostatovesikulektomie
Am wertvollsten ist der Einsatz der PSA-Serumwertbestimmungen nach radikaler Prostatektomie. Da bei dieser Vorgehensweise definitionsgemäß die Syn-

thesestätte für das organspezifische Glykoprotein entfernt wird, müßten postoperativ als Bestätigung der radikalen Resektion Titer des weiblichen Referenzbereichs (0,0–0,2 ng/ml) bestimmt werden. Voraussetzung hierfür ist die Berücksichtigung der entsprechenden Halbwertszeit, die von Oesterling et al. bei Verwendung des Hybritech-Assays (Tandem-R, monoklonal) mit $3,15 \pm 0,09$ Tagen und von Stamey et al. mit $2,2 \pm 0,8$ Tagen für das Yang-Assay (Pros-Check, polyklonal) angegeben wird (Oesterling et al. 1988; Stamey et al. 1987).

In einer Untersuchung von 127 Patienten belegen Oesterling et al. den Wert einer postoperativen PSA-Bestimmung. Von 101 Patienten mit organbegrenztem Malignom oder nur Kapselpenetration zeigten 91% in der Nachsorge PSA-Konzentrationen innerhalb des weiblichen Referenzbereichs. Nur 5 der 26 Patienten (19%) mit entweder Samenblasenbeteiligung oder Lymphknotenmetastasierung hatten PSA-Werte unter 0,2 ng/ml. Alle Patienten mit nachgewiesenem klinischen Rezidiv (8/127, 6%) hatten im Follow-up erhöhte PSA-Titer. Ein postoperativ unter Einbeziehung der Halbwertszeit erhöhter Wert spiegelt demnach Residual- bzw. Rezidivtumoren wider, wobei die Markererhöhung zunächst der klinischen Dokumentation vorausgehen kann (Allhoff et al. 1989; Oesterling et al. 1988).

Ein postoperativ bestimmter PSA-Wert innerhalb des weiblichen Referenzbereichs schließt andererseits weder ein Lokalrezidiv noch eine fortschreitende Fernmetastasierung aus (Goldrath u. Messing 1989), so daß auch nach Einführung des immunserologischen Follow-up die Notwendigkeit der konventionellen Nachsorge bestehen bleibt.

Nach Bestrahlung

Stamey et al. untersuchten 1989 die PSA-Werte bei 183 Patienten nach Bestrahlung (163 Fälle nach perkutaner Hochvoltbestrahlung mit 70 Gy, 20 Patienten nach Brachytherapie mit ^{125}Jod-Seeds). Nur 11% der Gesamtpatientengruppe hatten bei einem mittleren Follow-up von 5 Jahren nach der Behandlung nicht nachweisbare PSA-Titer und 25% Werte des normalen männlichen Referenzbereichs (0–2,5 ng/ml). Die verbleibenden Patienten wiesen PSA-Erhöhungen in 36% bis 20 ng/ml und in 28% über 20 ng/ml auf, wobei die erhöhten Titer direkt mit dem ursprünglichen klinischen Stadium und Gleason-Grad korrelierten. Bei einer Subanalyse von 124/183 Patienten mit mehreren PSA-Bestimmungen fanden die Autoren, daß die PSA-Werte in 82% der bestrahlten Patienten während der ersten 12 Monate abfielen, sich dieses Absinken aber nach einem Jahr in nur 8% von 80 beobachteten Patienten fortsetzte. 41% dieser Patientengruppe zeigte stabile PSA-Werte, wogegen in 51% ein PSA-Anstieg festzustellen war, der sich in allen Fällen mit einer Tumorprogression korrelieren ließ. Die Autoren betonen in diesem Zusammenhang ausdrücklich die durch die Bestrahlung veränderte Signifikanz des PSA-Serumwerts, da eine Metastasierung bereits bei im Vergleich zu unbehandelten Patienten niedrigeren Titern stattfinden kann. Ihrer Ansicht nach gewährt dennoch die serielle PSA-Bestimmung, besonders in Kombination mit einem Prostata-Mapping, eine präzisere Erfassung von residualem Tumorgewebe (Stamey et al. 1989).

Meek et al. evaluierten eine Halbwertszeit für PSA unter Strahlentherapie von 43 ± 11 Tagen, die unabhängig von Tumorstadium, -grad oder dem PSA-Level vor Behandlung erscheint und ein unabhängiger prognostischer Indikator sein kann. Eine verlängerte PSA-Halbwertszeit mag somit auf unbehandelte oder strahlenresistente Karzinomzellen hinweisen und ein Entscheidungskriterium für adjuvante Maßnahmen darstellen (Meek et al. 1990).

Nach endokrinen Maßnahmen

Die klinische Signifikanz von PSA-Werten bei hormonell behandelten Prostatakarzinompatienten und den Effekt der Hormontherapie auf die PSA-Serumkonzentration untersuchten Leo et al. bei 81 willkürlich ausgewählten Patienten mit einem Prostatakarzinom des Stadiums D2. Dabei bestand die erste Gruppe aus 43 Patienten ohne vorausgegangene Behandlung, die zweite Gruppe schloß 38 Patienten ein, die eine endokrinoprive Therapie entweder durch bilaterale Orchiektomie oder Diethylstilbestrol erhalten hatten. Zum Zeitpunkt der PSA-Bestimmung waren beide Gruppen in jeder Hinsicht vergleichbar, einschließlich des Differenzierungsgrades, der Krankheitssymptome und der nuklearmedizinischen Befunde.

Die mediane PSA-Serumkonzentration betrug in der ersten Gruppe 96,9 ng/ml und 16,5 ng/ml in der zweiten Gruppe, obschon alle Patienten ähnliche Symptome und ein ausgedehnt metastasiertes Tumorleiden aufwiesen. Nach Ansicht der Autoren scheinen sich aufgrund dieser Befunde die PSA-Serumwerte von endokrin behandelten und hormonell unbehandelten Prostatakarzinompatienten hinsichtlich ihrer Bedeutung signifikant zu unterscheiden. Die Ergebnisse lassen vermuten, daß die PSA-Expression hormonell reguliert wird und folglich eine androgenoprive Therapie direkt die PSA-Serumkonzentration beeinflußt, unabhängig von einer Therapieresponse (Leo et al. 1991).

Nach Chemotherapie

Zu einer ähnlichen Schlußfolgerung kommen Scher et al. bezüglich der Chemotherapie beim hormonresistenten Prostatakarzinom. Die serielle PSA-Bestimmung bei 19 Patienten zeigte in nur 68% eine Korrelation mit einer meßbaren Tumorantwort. Richtungsweisender waren Trends der Markerveränderung. Ein 50%iger Anstieg vom PSA-Minimalwert des Patienten bei zwei aufeinanderfolgenden Bestimmungen korrelierte mit einer Progression in 90% der Fälle. Nach Ansicht der Autoren reflektieren biochemische Marker nicht uniform die Tumoraktivität beim hormonrefraktären Prostatakarzinom; vielmehr bedürfen ihre Veränderungen einer vorsichtigen Interpretation und sollten nicht alleiniges Kriterium zur Beurteilung der Therapieeffizienz im Rahmen klinischer Studien sein (Scher et al. 1990).

Literatur

Allhoff EP, De Riese W, Eifinger M, Pethke J, Jonas U (1989) Prostate-specific antigen – comparative clinical appreciation of a serodiagnostic measure after 8 years experience. World J Urol 7:12–16

Allhoff EP, De Riese W, Gonnermann O et al. (1992) Successful, costeffective algorithm in early detection of prostate cancer (pCa). J Urol 147/4:291A

Armitage TG, Cooper EH, Newling DWW, Robinson MRG, Appleyard I (1988) The value of the measurement of serum prostate specific antigen in patients with benign prostatic hyperplasia and untreated prostate cancer. Br J Urol 62:584–589

Baylin SB, Mendelsohn G (1982) Time-dependent changes in human tumors: implications for diagnosis and clinical behaviour. Semin Oncol 9/4:504–512

Benson MC, Wang IS, Pantuck A, Ring K, Kaplan SA, Olsson CA, Cooner WH (1992) Prostate specific antigen density: a means of distinguishing benign prostatic hypertrophy and prostate cancer. J Urol 147:815–816

Brawer MK (1991) Prostate specific antigen. A review. Acta Oncol 30:161–168

Breul J, Binder K, Block T, Hartung R (1992) The effect of digital rectal examination on serum concentration of prostate-specific antigen. Eur J Urol (in press)

Carter HB, Andres R, Metter EJ, Fozard JL, Chan DW, Walsh PC (1991) Early detection of prostate cancer using serial PSA measurements. J Urol 145/4:382A

Catalona WJ, Smith DS, Ratliff TL et al. (1991) Measurement of prostate specific antigen in serum as a screening test for prostate cancer. N Engl J Med 324:1156–1161

Cooner WH, Mosley BR, Rutherford CL et al. (1990) Prostate cancer detection in a clinical urological practice by ultrasonography, digital rectal examination and prostate specific antigen. J Urol 143:1146–1154

Deijter SW, Martin JS, McPherson RA, Lynch JH (1988) Daily variability in human serum prostate-specific antigen and prostatic acid phosphatase: a comparative evaluation. Urology 32:288–292

Donohue RE, Miller GJ (1991) Adenocarcinoma of the prostate: biopsy to whole mount. Urol Clin North Am 18:449–452

El-Shirbiny AM, Nilson T, Gleason DF (1987) Immunelectron microscopic localization of prostate-specific antigen in human prostate by the protein A-gold complex. Cancer 60:1288–1293

Garvin TJ (1990) Re: Prostate infarction associated with aortic and iliac aneurysm repair. J Urol 144:1485

Goldrath DE, Messing EM (1989) Prostate specific antigen: not detectable despite tumor progression after radical prostatectomy. J Urol 142:1082–1084

Greskovich FJ, Johnson DE, Tenny DM, Stephenson RA (1991) Prostate specific antigen in patients with clinical stage C prostate cancer: relation to lymph node status and grade. J Urol 145:798–801

Hortin GL, Bahnson RR, Daft M, Chan K-M, Catalona WJ, Ladenson JH (1988) Differences in values obtained with 2 assays of prostate specific antigen. J Urol 139:762–765

Kabalin JN, Hornberger JC (1991) Prostate-specific antigen is not excreted by human kidney or eliminated by routine hemodialysis. Urology 37(4):308–310

Kiser WR, Clark CA (1991) Measurement of prostate-specific antigen as a screening test for prostate cancer. N Engl J Med 325:963

Kramer W, Oremek G, Schuldes H, Boeckmann W, Jonas D (1990) Medikamente interferieren mit der PSA-Bestimmung. Urologe [A]29 [Suppl]:A11

Lee C, Keefer M, Zhao ZW, Kroes R, Berg L, Liu XX, Sensibar J (1989) Demonstration of the role of prostate. Specific antigen in semen liquefaction by two-dimensional electrophoresis. J Androl 10:432–438

Leo ME, Bilhartz DL, Bergstralh EJ, Oesterling JE (1991) Prostate specific antigen in hormonally treated stage D2 prostate cancer: is it always an accurate indicator of disease status? J Urol 145:802–806

Meek AG, Park TL, Oberman E, Wiepoloski L (1990) A prospective study of prostate specific antigen levels in patients receiving radiotherapy for localized carcinoma of the prostate. Int J Radiat Oncol Biol Phys 19:733–741

Mulders TMT, Bruning PF, Bonfrer JMG (1990) Prostate-specific antigen (PSA). A tissue-specific and sensitive tumor marker. Eur J Surg Oncol 16:37–41

Oesterling JE, Chan DW, Epstein JI et al. (1988) Prostate specific antigen in the preoperative and postoperative evaluation of localized prostatic cancer treated with radical prostatectomy. J Urol 139:766–772

Partin AW, Carter HB, Chan DW et al. (1990) Prostate specific antigen in the staging of localized prostate cancer: influence of tumor differentiation, tumor volume and benign hyperplasia. J Urol 143:747–752

Qui S-D, Young CYF, Bilhartz DL, Prescott JL, Farrow GM, He W-W, Tindall DJ (1990) In situ hybridization of prostate-specific antigen mRNA in human prostate. J Urol 144:1550–1556

Riegman PHJ, Vliestra RJ, Klaasen P, van der Korput JAGM, Geurts van Kessel A, Romijn JC, Trapman J (1989) The prostate-specific antigen gene and the human glandular kallikrein-1 gene are tandemly located on chromosome 19. FEBS Lett 247:123–126

Scher HI, Curley T, Geller N et al. (1990) Trimetrexate in prostatic cancer: preliminary observation on the use of prostate. Specific antigen and acid phosphatase as a marker in measurable hormone-refractory disease. J Clin Oncol 8(11):1830–1838

Stamey TA, Yang N, Hay AR, McNeal JE, Freiha FS, Redwine BA (1987) Prostate specific antigen as a serum marker for adenocarcinoma of the prostate. New Engl J Med 317:909–916

Stamey TA, Kabalin JN, Ferrari M (1989) Prostate specific antigen in the diagnosis and treatment of adenocarcinoma of the prostate. III. Radiation treated patients. J Urol 141:1084–1087

Turbat-Herrera EA, Herrera GA, Gore I, Lott RL, Grizzle WE, Bonnin JM (1988) Neuroendocrine differentiation in prostatic carcinomas. Arch Pathol Lab Med 112:1100–1105

Vesey SG, Goble NM, Stower MJ, Hammonds JC, Smith PJ (1988) The effects of transurethral prostatectomy on serum prostate specific antigen. Br J Urol 62:347–351

Wang MC, Valenzuela LA, Murphy GP, Chu TM (1979) Purification of a human prostate specific antigen. Invest Urol 17:159–163

Watt KWK, Lee P-J, M'Timkulu T, Chan W-P, Loor R (1986) Human prostate-specific antigen: structural and functional similarity with serine proteases. Proc Natl Acad Sci 83:3166–3170

Weber JP, Oesterling JE, Peters CA, Partin AW, Chan DW, Walsh PC (1989) The influence of reversible androgen deprivation on serum prostate-specific antigen levels in men with benign prostatic hyperplasia. J Urol 141:987–992

Winter HI, Bretton PR, Herr HW (1991) Preoperative prostate-specific antigen in predicting pathological stage and grade after radical prostatectomy. Urology 38:202–205

Zagars GK, Sherman NE, Babian RJ (1991) Prostate-specific antigen and external beam radiation therapy in prostate cancer. Cancer 67:412–420

Diskussion

M. Gunst: Mich würde interessieren, wie sich der PSA-Wert unter 5-alpha-Reduktasehemmern verhält, und ob wir mit diesen Medikamenten den indikativen Wert des PSA preisgeben.

E. P. Allhoff: Dazu gibt es derzeit noch keine Untersuchungen. Es ist bisher lediglich der Einfluß von diversen endokrinopriven Maßnahmen und der Chemotherapie untersucht worden.

R. Ackermann: Ich habe eine Reihe von Fragen. Die erste betrifft die Abgrenzung Karzinom gegen BPH mit Hilfe des von mir erwähnten PSA-Dichtewertes, wo Sie einen Quotienten bilden zwischen PSA-Konzentration und Prostatavolumen, also nicht Karzinomvolumen. Das läßt sich ja relativ gut mit dem transrektalen Schall erfassen, und Benson hat gezeigt, daß eine Dichte jenseits von 1,5 mit einer Konfidenz von 98% für ein Karzinom spricht. Ist das etwas, was man weiter verfolgen sollte? Es gibt ja jetzt im Supplement-Band vom Journal of Urology zwei Arbeiten dazu.

Die zweite Frage: Sie haben gesagt, daß bei dedifferenzierten Tumoren die Expression des PSA-Moleküls fehlt, gleichwohl eine Erhöhung der Expression auf der RNA-Ebene stattfindet, da es offensichtlich kein Protein mehr gibt. Ich denke, es wird ein Protein gebildet, das aber infolge einer veränderten Basensequenz des RNA-Moleküls ein Molekül produziert, dessen antigene Determinante durch die Veränderung keine Bestimmungen mehr zuläßt. Ist das geprüft worden?

Und das dritte ist ein klinischer Aspekt. Ich möchte nicht in Abrede stellen, daß die sequentielle Bestimmung des PSA in der Verlaufskontrolle als eine außerordentlich wertvolle zusätzliche Information anzusehen ist. Was mich bei meiner täglichen Arbeit extrem irritiert, ist die Tatsache, daß die meisten meiner Patienten in der Zwischenzeit wissen, daß der Anstieg dieses Wertes die Progression signalisiert. Die Patienten kommen alle paar Monate zur Kontrolle, warten dann die Woche ab, bis die Bestimmung erfolgt ist, rufen dann die Sekretärin an und fragen: „Wie ist denn jetzt der Wert?" Leider muß ich feststellen, daß mit dieser Bestimmung von Maß und Zahl die Lebensqualität dieser Patienten, die ja alle einen Progreß bekommen werden, von dem Moment an signifikant abnimmt, von dem an es zum Anstieg kommt. Da sich zumindest zum gegenwärtigen Zeitpunkt keine therapeutische Alternative aus der Bestimmung ergibt, fragt sich, ob es überhaupt sinnvoll ist, diese Patienten regelmäßig zu kontrollieren, nur damit man definitiv sagen kann: „So, jetzt läuft Deine Lebensspanne wirklich ab." Wäre es nicht sehr viel sinnvoller, abzuwarten? Der wichtigste Parameter, der die schlechte Prognose signalisiert, ist der Allgemeinzustand des Patienten. Nimmt dieser ab, weiß man, daß es höchste Zeit ist, nun vielleicht einen Androgenentzug oder eine Therapieänderung vorzunehmen. Ich hätte dazu gern etwas erfahren.

E. P. ALLHOFF: Zur ersten Frage, die PSA-Dichte angehend: Ich halte, um die Frage klar zu beantworten, diesen Ansatz von Benson für hervorragend, und Cooner stellte in München auch klar, daß er seine Entscheidung, im Graubereich eine Ultraschalluntersuchung durchzuführen bzw. eine Punktion folgen zu lassen, von der Korrelation mit der PSA-Dichte abhängig macht. Wir selber haben eine Untersuchung durchgeführt und konnten ebenfalls, trotz der von Partin beschriebenen Variation des Epithelanteils bei der BPH, eine hochsignifikante Korrelation zwischen dem Volumen der BPH und dem gemessenen Serum-PSA-Wert feststellen, so daß auch wir der Auffassung sind, daß durch Zugrundelegung dieser physiologischen Veränderung, die bei der klinischen Entscheidung mit in Ansatz gebracht wird, eine bessere Differenzierung möglich sein kann.

Zur zweiten Frage: Auch ich teile Ihre Meinung, daß ein Protein synthetisiert wird. Es ist sicherlich ein aufgrund der genetischen Instabilität veränderter Aminosäure-Restanteil oder, anders ausgedrückt, eine veränderte Epitopkonfiguration, und dadurch kann man das Protein als solches im endoplasmatischen Retikulum oder in den Zellvakuolen nicht mehr nachweisen. Daß ein Protein gebildet wird, was dem PSA ähnlich ist, zeigt die Arbeit von Stevenson, der auf die molekulare Vielfalt hinweist und der in den Fällen von Karzinomen das Verhältnis zwischen polyklonal entdecktem PSA zum monoklonal entdeckten PSA verglichen hat und aus diesem Verhältnis auch sogar eine Prognosebeurteilung für die Patienten erwartet. Er vertritt die Auffassung – und das ist, was Sie gesagt haben –, daß der polyklonale Anteil sensitiver ist gegenüber den Veränderungen im Rahmen der malignen Transformation und damit im Verhältnis zu dem monoklonal gemessenen Anteil eine Prognoseaussage zulassen würde. Die Fallzahl ist noch zu gering, um dies endgültig akzeptieren zu können.

Die dritte Frage, PSA in der Verlaufsbeobachtung, ist die schwerste Frage. Ich bin Ihrer Auffassung, daß von der Kostenökonomie auf der einen Seite und von der fehlenden erfolgreichen Therapieoption für den progredienten Fall auf der anderen Seite die PSA-Bestimmung eigentlich zwar als Indikator wertvoll ist, aber keinen wesentlichen Einfluß auf die Therapieplanung hat. Ich bin aber der Auffassung, daß die Information über das Patientenschicksal und den individuellen Krankheitsverlauf zumindest im Arzt-Patienten-Verhältnis wertvoll ist.

R. ACKERMANN: Für wen wertvoll? Gerade das, was mich immer irritiert, ist das Faktum: Der Patient hat eine gute Lebensqualität. Er hat ein Prostatakarzinom, er hat seine Hormontherapie, er ist symptomfrei, und jetzt wird das PSA verfolgt und er ist psychisch in einer stabilen Situation. Jetzt hört er, daß das PSA von 7 auf 12 ansteigt, was ihm überhaupt nichts ausmacht. Dann geht er doch mit einem kritischen Gesicht aus der Sprechstunde. Das nächste Mal kommt er wieder, dann ist das PSA 27. Dann beginnt der große Zweifel. Und dann sagen sie ihm: „Na, Sie haben noch ein Weilchen, Sie brauchen keine Angst zu haben. Ein PSA von 27, daran ist noch keiner gestorben." Dann kommt er das nächste Mal, und dann hat er 47, dann ist er, obwohl physisch in einer guten Situation, psychisch bereits auf dem Abstieg. Und bedauerlicherweise ist die allgemeine Aufklärung so weit fortgeschritten, daß praktisch 90 oder 95% aller Patienten Bescheid wissen, denn sie kommen ja mit ihrem eigenen Profil und tragen dann jedesmal das ein, was neu bestimmt worden ist. Ich halte es für eine schreckliche Vision, daß nur ein einziger Wert plötzlich die Psyche eines Patienten maximal belastet.

J. E. ALTWEIN: PSA und Lebensqualität nach radikaler Prostatektomie, das ist genau der Punkt, der mir auch große Sorgen bereitet. Ein praktisches Beispiel: Ein Patient aus einer benachbarten Stadt wird radikal prostatektomiert, der Patient ist Kollege, fragt seinen Operateur: „Ist alles draußen?" Der sagt: „Es ist alles draußen." Das PSA wird neutral. Nach 3 Monaten ist das PSA 2,6, nach 4 Monaten 4,6. Der Patient kommt zu mir, ich lese ihm nichtsahnend vor – der Voroperateur hat ihm gesagt, es sei alles draußen –, daß er einen positiven Rand hat, wie aus der Histologie hervorgeht, die er mitbringt. Für diesen Patienten war schlagartig die Lebensqualität vorbei, er war tief enttäuscht über die Gesamtproblematik, daß er sich dem Eingriff umsonst unterzogen hat. Und vor diesem Hintergrund sind wir tatsächlich bei problematischen Patienten dazu übergegangen, zwei Wege zu beschreiten. Entweder – Prof. Zingg hat es vorhin ja angedeutet, daß man doch in stärkerem Maße individualisieren sollte –, auf die PSA-Bestimmung zu verzichten, weil sich ja ohnehin daraus keine direkte Konsequenz ergibt, und der Patient aber viel besser damit lebt, oder aber, wenn dies nicht möglich ist, weil der Patient „zu aufgeklärt" ist, sich ganz ernsthaft zu überlegen, ob man nicht unmittelbar adjuvant, also am Ende der Operation, eine wie auch immer geartete Androgendeprivation durchführt mit der klaren Erfahrung, daß ein PSA-Anstieg, wenn der denn sein sollte, erst viele Jahre später erfolgt, wenn das Ereignis von dem Patienten schon längst vergessen und verarbeitet wurde. Aber wenn er unmittelbar postoperativ im 3. Monat einen PSA von 4,6 hat, ist er tief enttäuscht, denn er hat gerade seine Inkontinenz überwunden und fühlt sich wohl.

M. BUTZ: Herr Allhoff, Sie haben in Ihrem sehr schönen Referat einen Aspekt nicht erwähnt, und zwar die laborchemische Problematik der PSA-Bestimmung, und der geht auch gerade in die von den verschiedenen Diskutanten erwähnten intraindividuellen Evaluierungen entscheidend ein. Es gibt aufgrund der unterschiedlichen Techniken auch sehr unterschiedliche Werte des Normalbereichs und damit auch eine gewisse Grauzone, ich sage mal, bis 20. Und darüber hinaus bei den extrem ansteigenden auch. Wir haben selbst, gezwungen durch eine Umstellung des Labors, völlig differente Were bekommen, so daß man immer wissen sollte und auch die Information vom zuweisenden Kollegen benötigt, welche PSA-Methode denn überhaupt angewandt wurde. Wenn man das nicht mit berücksichtigt, wird die Problematik noch unübersichtlicher.

E. P. ALLHOFF: Ich habe bewußt nicht auf diese Problematik der Zwischen-Assay-Varianz hingewiesen, weil ich dies für die Diskussion aufheben wollte.

Es ist in der Tat so, wie Sie sagen, daß eine große Schwankungsbreite möglich ist und daß ein Wert nur vor dem entsprechenden Normbereich des Kits zu interpretieren ist und nicht isoliert gesehen werden darf.

G. M. PRAETORIUS: Nach all den komplizierten Diskussionen möchte ich etwas ganz Einfaches fragen: Gibt es nach der radikalen Prostatovesikulektomie einen klinischen Progreß, ohne daß das PSA aus dem üblichen Referenzbereich heraustritt? Gibt es Metastasierungen, bei denen das PSA unter 0,4 bleibt? Ich habe es nie gesehen.

E. P. ALLHOFF: Es werden diese Fälle beschrieben, wir selbst haben sie auch gesehen. Es ist aber wahrscheinlicher, daß nach einer radikalen Prostatovesikulektomie ein lokales oder systemisches Fortschreiten des Tumors durch einen Anstieg des PSA-Wertes angezeigt wird. Es ist genauso möglich, und das hatte ich in Kontradiktion zu der Walsh-Arbeit ausgeführt, daß Sie eine disseminierte Tumorerkrankung haben, wo bereits nervale Läsionen vorliegen bei Werten der PSA im Normbereich oder bei Nullwerten.

R. ACKERMANN: Ich habe noch eine molekularbiologische Frage im Zusammenhang Hormonentzug/PSA-Abfall. Hat jemals jemand untersucht, wie die renale Expression unter Hormonentzug reguliert ist, ob die dann down-reguliert wird, denn das würde ja beweisen, daß der Hormonentzug und nicht der Effekt des Hormonentzugs an der Tumorzelle selbst letzten Endes den Abfall des PSA im Serum bewirkt.

E. P. ALLHOFF: Das hat niemand untersucht. Wir haben aber diese Untersuchungen jetzt an unserer Institution angefangen, und zwar genau aus dem Grund, den Sie angesprochen haben. Es ist lediglich bekannt, daß eine Androgenabhängigkeit da ist, es ist bekannt, daß Dihydrotestosteron eine Induktion der PSA-Synthese bewirkt. Aber wie genau die Regulation der Synthese via Rezeptor abläuft, ist nicht bekannt.

4 Hormonelle Therapie des metastasierten Prostatakarzinoms

TH. SENGE und H. SCHULZE

Seit den grundlegenden Arbeiten von Huggins und Hodges (1941; Huggins et al. 1941) ist bekannt, daß die Wachstumsrate von Prostatakarzinomen in aller Regel durch Androgene stimulierbar ist. Umgekehrt induziert eine androgensupprimierende Therapie, wie die chirurgische bilaterale Orchiektomie, Remissionen bzw. Stabilisierungen metastasierter Prostatakarzinome in bis zu 80% aller so behandelten Patienten (Peeling u. Griffith 1986; Resnick u. Grayhack 1975). Diese so positiv erscheinende Ansprechrate darf nicht vergessen lassen, daß die mittlere Überlebenszeit für Patienten mit neu entdecktem metastasiertem Prostatakarzinom nur 2 Jahre beträgt, etwa 10% dieser Männer versterben bereits innerhalb der ersten 6 Monate (Blackard et al. 1973; Jordan et al. 1977; Whitmore 1973). In den letzten 50 Jahren sind vielfältige Therapiemodifikationen eingeführt worden, von denen einige im folgenden beschrieben werden. Bis heute ist es aber eine offene Frage, ob es irgendeine Form der Hormontherapie gibt (oder überhaupt geben kann), die der Kastration in Ansprechrate und Überlebenszeit überlegen ist.

Zur Blockade der androgenen Stimulation von Prostatakarzinomzellen stehen mehrere therapeutische Ansätze zur Verfügung: die bilaterale Orchiektomie, die medikamentöse Suppression der hypophysären LH-Sekretion, die Hemmung der Androgensynthese und die Hemmung der Androgenbindung.

4.1 Orchiektomie

Nach bilateraler Orchiektomie kommt es zu einer Reduzierung des zirkulierenden Testosterongehalts von rund 500 ng/dl auf 50 ng/dl innerhalb der ersten 24 Stunden (Mackler et al. 1972; Robinson u. Thomas 1971; Shearer et al. 1973; Young u. Kent 1968). Auch nach Langzeitkontrollen bleiben die Testosteronwerte in diesem niedrigen Bereich, die adrenalen Androgene werden nicht stimuliert (Shearer et al. 1973; Walsh u. Siiteri 1975; Young u. Kent 1968). Die Reduzierung der zirkulierenden Testosteronmenge um ca. 90% führt zu einer effektiven Blockierung des Metabolismus der androgenabhängigen Prostatakarzinomzellen und induziert eine klinische Remission bzw. Stabilisierung in ca. 80% aller so behandelten Patienten (Leuprolide Study Group 1984; Murphy et al. 1983; Scott et al. 1980).

Die Vorteile der chirurgischen Orchiektomie in der Behandlung des metastasierten Prostatakarzinoms liegen insbesondere darin, daß diese Therapieform eine sichere und konstante Androgensuppression bewirkt, keine kardiovaskulären Komplikationen aufweist und keine Feminisierung hervorruft. Als nachteilig sind die bei einem Teil der Patienten auftretenden Hitzewallungen und Schweißausbrüche zu nennen. Derartige Beschwerden können über Monate hin anhalten, werden allerdings bei fast allen androgensuppressiven Therapien beobachtet.

4.2 Suppression der hypophysären LH-Sekretion

a) Östrogene

Östrogene beeinflussen den Androgenmetabolismus auf vielfältige Art und Weise. Die Hauptwirkung beruht auf der Suppression der hypophysären LH-Sekretion mit konsekutiver Testosteronerniedrigung. Ferner erhöhen Östrogene die Konzentration des sexualhormonbindenden Globulins, reduzieren die Testosteronsynthese in den Hoden, stimulieren die hypophysäre Prolaktinsekretion und bewirken – allerdings nur in sehr hohen Konzentrationen – eine Verminderung der DNA-Synthese in Prostatakarzinomzellen (Catalona u. Scott 1986).

Das meist verwandte und am besten untersuchte Östrogen zur Behandlung des metastasierten Prostatakarzinoms ist das *Diethylstilbestrol* (DES). Unklar ist auch heute noch die optimale Dosierung von DES. Während 3–5 mg DES/Tag eine sichere Androgensuppression bewirken, sind diese Dosierungen mit einer deutlich erhöhten kardiovaskulären Komplikations- und Todesrate verbunden. Eine Dosis von 1 mg/Tag senkt die Testosteronserumkonzentration z. T. nur inkomplett und unzuverlässig auf Kastrationsniveau (Kent et al. 1973; Prout et al. 1976; Shearer et al. 1973). Allerdings ist zu berücksichtigen, daß mit dieser Dosierung nahezu gleiche klinische Ergebnisse wie unter 5 mg/Tag erzielt wurden bei deutlicher Verminderung der kardiovaskulären Komplikationen (Robinson 1987). Daraus ist zu folgern, daß klinische Remissionen auch ohne eine komplette Suppression des Testosteronserumspiegels erzielt werden.

Es sind weitere Präparate mit östrogenartigem Effekt für die Behandlung des Prostatakarzinoms entwickelt worden. Für keine dieser neueren Substanzen konnten jedoch konstant signifikante Vorteile gegenüber DES gezeigt werden. *Diethylstilbestrol-Diphosphat* (3 × 100 mg/Tag) und *Ethinylestradiol* (2 × 0,5 mg/Tag) supprimieren den Plasmatestosteronspiegel gleichermaßen effektiv wie 3 mg DES/Tag (Shearer et al. 1973). *Chlorotrianisen* ist ein schwach wirksames Östrogen, das in der Behandlung des Prostatakarzinoms wirksam sein soll, ohne die hypophysäre LH-Sekretion zu supprimieren (Baba et al. 1982; Baker et al. 1973; Shearer et al. 1973). Auch das monatlich zu verabreichende *Polyestradiolphosphat* bewirkt keine vollständige LH-Hemmung (Lukkarinen et al. 1981). Im Gegensatz hierzu wird durch das Depotpräparat *Estradiolundecylat* eine ausgeprägte Androgensuppression hervorgerufen (Tunn et al. 1980).

Estramustinphosphat ist eine durch doppelte Veresterung entstandene chemische Verbindung von Estradiol-17-Phosphat und Stickstoff-Lost. Dadurch soll dieses Präparat einerseits als Östrogen und andererseits als Zytostatikum wirken. Obwohl eine solche Kombination von Hormon- und Chemotherapie theoretisch wünschenswert erscheint, hat sich eine Überlegenheit von Estramustinphosphat gegenüber der konventionellen Androgensuppression (bilaterale Orchiektomie; DES) in großen, randomisierten Studien nicht zeigen lassen (Murphy et al. 1983; 1986).

Generell können unter einer Östrogentherapie nachteilige Wirkungen, wie kardiovaskuläre Komplikationen, Gynäkomastie, Störungen der Erythropoese, des Fett- und Eiweißstoffwechsels sowie der Nebennierenrindenfunktion und psychische Veränderungen, auftreten.

b) LH-RH-Analoga

Mit den synthetischen LH-RH-Analoga ist ein neues Prinzip in der Behandlung des Prostatakarzinoms eingeführt worden. Diese superaktiven LH-RH-Analoga führen zu Beginn der Therapie zu einer deutlichen LH-Stimulation. Nach etwa 1–2 Wochen kommt es unter Dauertherapie mit diesen Substanzen zu einer deutlichen Suppression von LH. Entsprechend dem LH-Verlauf verhält sich der Serumtestosteronspiegel. In den ersten 1–2 Wochen kommt es zu einem deutlich erhöhten Testosteronspiegel, ehe dann fortdauernd der Androgenspiegel auf Kastrationsniveau absinkt (Borgmann et al. 1982; Tolis et al. 1983; Walker et al. 1984). Dieser zwischenzeitliche Testosteronanstieg unter der Therapie mit LH-RH-Analoga kann zu einer Stimulierung des Prostatakarzinoms mit z.B. Anstieg der sauren Prostataphosphatase, Zunahme obstruktiver Miktionsbeschwerden, Intensivierung von Knochenschmerzen bis hin zu Paraplegien (selten!) führen („flare-up"). Aus diesem Grund wird in der Anfangsphase eine kombinierte Gabe von LH-RH-Analoga mit Antiandrogenen empfohlen (Kuhn 1989; Schulze u. Senge 1990).

Während LH-RH-Analoga zunächst nur als Präparate zur Verfügung standen, die täglich verabreicht werden müssen, sind heute Präparationsformen erhältlich bzw. in klinischer Erprobung, die nur noch monatlich, zweimonatlich oder vierteljährlich injiziert werden müssen. Die Wirksamkeit und Verträglichkeit aller Präparate ist gleichermaßen gut. Neben dem bereits beschriebenen Flare-up-Phänomen sind als Nebenwirkungen im wesentlichen nur die bereits bei der Orchiektomie genannten Hitzewallungen zu nennen. Zu berücksichtigen sind ferner die gerade im Vergleich zur bilateralen Orchiektomie hohen Therapiekosten. Nach Berechnungen aus den USA haben sich durch die neuen medikamentösen Behandlungskonzepte die Therapiekosten beim metastasierten Prostatakarzinom um 1400% erhöht.

c) Gestagene

Aufgrund seiner antigonadotropen Eigenschaften ist das Antiandrogen *Cyproteronacetat* ein wirksamer LH-Suppressor mit konsekutivem Testosteronabfall (weiteres s. Kap. 4.4). Demgegenüber dürfte das Gestagen *Medroxyprogesteronacetat* als Monotherapeutikum keine Rolle mehr spielen, da in einer randomisierten EORTC-Studie dieses Präparat (in einer Dosierung von 2 × 100 mg/Tag) signifikant schlechtere Ergebnisse als DES oder Cyproteronacetat erzielte (Pavone-Macaluso et al. 1986).

4.3 Hemmung der Androgensynthese

Testosteron wird aus Cholesterin und Acetat durch mehrere biochemische Reaktionen synthetisiert, in die 5 Enzyme involviert sind. Inhibitoren dieser Enzyme hemmen die Synthese von Testosteron und können somit auch für die Prostatakarzinombehandlung interessant sein. Bei Östrogenen und Cyproteronacetat wird die Testosteronsynthesehemmung von ihrer Hauptwirkung überdeckt. *Aminogluthetimid* (Worgul et al. 1983), *Ketoconazol* (Trachtenberg 1984; Nicolle et al. 1985) und *Spironolacton* sind in einigen Studien mit meist kleiner Fallzahl untersucht worden. Aufgrund ihrer Nebenwirkungen (Spironolacton: Hyperkaliämie; Aminogluthetimid: adrenale und thyreoidale Insuffizienz; Ketoconazol: Hepatotoxizität und Septikämie) kommt eine routinemäßige Anwendung dieser Androgensynthesehemmer nicht in Betracht.

4.4 Hemmung der Androgenbindung

Männliche Sexualhormone müssen sich an den intrazellulären Androgenrezeptor binden, um ihre stimulierende Wirkung auf die Prostatazelle ausüben zu können. Die Androgenwirkung kann durch Substanzen aufgehoben werden, die mit den Androgenen (insbesondere 5α-Dihydrotestosteron) um die Bindung am spezifischen Rezeptor konkurrieren.

Grundsätzlich werden zwei Arten von Antiandrogenen unterschieden: steroidale und nichtsteroidale.

Steroidale Antiandrogene

Der bedeutendste Vertreter dieser Substanzklasse ist das *Cyproteronacetat*. Aufgrund seiner gestagenen Partialwirkung bewirkt dieses steroidale Antiandrogen eine Erniedrigung von LH und konsekutiv von Testosteron. Zugleich wirkt Cyproteronacetat durch eine Rezeptorblockade in der Prostatazelle auch als Antiandrogen (Isurugi et al. 1980). Es ist gezeigt worden, daß Cyproteronacetat gleichermaßen wirksam wie DES ist, dabei aber die Antiandrogentherapie seltener mit kardiovaskulären Komplikationen behaftet ist (Pavone-Macaluso et al. 1986). Während unter Cyproteronacetat die Patienten impotent werden, ruft es andererseits seltener Hitzewallungen und Schweißausbrüche hervor. Vom theoretischen Standpunkt können steroidale Substanzen wie Cyproteronacetat oder Östrogene zur Behandlung dieser Nebenwirkungen nach Orchiektomie oder LH-RH-Analoga-Gabe eingesetzt werden (Radlmaier et al. 1989).

Nichtsteroidale Antiandrogene

Diese reinen Antiandrogene haben keine weiteren endokrinen Effekte. Sie wirken kompetitiv auf die Androgenrezeptoren aller Zielorgane, also auch in Hypothalamus und Hypophyse. Somit kommt es zu einer vermehrten Ausschüttung von LH-RH, LH und, konsekutiv, Testosteron (Raynaud et al. 1984). Dies bewirkt, daß rund 80% aller Männer unter dieser Form der Hormontherapie potent bleiben sollen.

Die wichtigsten Substanzen der nichtsteroidalen Antiandrogene sind *Flutamid, Nilutamid* und *Casodex* (in klinischer Erprobung). Die Befürchtung, daß der steigende Testosteronspiegel die Blockierung der prostatischen Androgenrezeptoren durch diese Antiandrogene möglicherweise neutralisiert, ist wohl als Grund anzusehen, warum Flutamid und Nilutamid bisher nur in wenigen randomisierten Studien als Monotherapeutikum verwandt worden sind. Leberfunktionsstörungen, Gynäkomastie und gastrointestinale Störungen können unter Flutamid auftreten. Bei Nilutamid sind weiterhin Störungen der Dunkeladaptation und Alkoholintoleranz beschrieben.

4.5 Komplette Androgenblockade

Schon wenige Jahre nach den klassischen Untersuchungen von Huggins und Hodges (1941) war aufgefallen, daß Patienten mit einem metastasierten Pro statakarzinom, die nach Kastration oder Östrogentherapie eine Remission erfuhren, nach einer gewissen Zeit eine erneute Tumorprogression erlitten und an ihrem Tumor trotz Androgensuppression verstarben. Es kam die Frage auf, ob die verbleibenden adrenalen Androgene Ursache dieser erneuten Tumorprogression sein könnten. In der Folgezeit erschien eine Vielzahl von Studien, in denen Patienten bei Tumorprogression nach Kastration chirurgisch oder medikamentös adrenalektomiert, hypophysektomiert oder mit Antiandrogenen behandelt wurden. Das ernüchternde Ergebnis all dieser Studien war, daß Patienten auch ohne Hoden und Nebennieren – also unter Ausschaltung aller Androgene („komplette Androgenblockade") – an ihrem Prostatakarzinom verstarben (Schulze et al. 1987).

Die Diskussion um den Stellenwert der Nebennierenandrogene wurde in den 80er Jahren neu entfacht, als gefordert wurde, daß die „komplette" Androgenblockade nicht verzögert, sondern unmittelbar bei Therapiebeginn einzuleiten sei. In einer sehr großen prospektiven, randomisierten Studie konnte dann tatsächlich gezeigt werden, daß eine Kombination von LH-RH-Analogon plus Antiandrogen (Leuprorelin plus Flutamid) im Vergleich zur alleinigen LH-RH-Analogon-Gabe eine statistisch signifikante Überlebenszeitverlängerung von etwa 7 Monaten erbrachte (Crawford et al. 1989). Der Kritikpunkt an dieser Studie ist jedoch, daß die sog. „komplette" Androgenblockade (LH-RH-Analogon + Antiandrogen) nicht mit der chirurgischen Kastration verglichen wurde, die immer noch als der „goldene Standard" in der Behandlung des metastasierten Prostatakarzinoms zu gelten hat.

In einer EORTC-Studie (30853), in der die Kombination von LH-RH-Analogon plus Antiandrogen (Goserelin + Flutamid) gegenüber der bilateralen Orchiektomie untersucht wird, ergibt sich nach aktuellen Analysen zwar ein signifikanter Vorteil zugunsten der kombiniert behandelten Patienten, in einer weiteren Studie mit identischem Studiendesign (DAPROCA 86) ist aber kein Unterschied aufgetreten.

Es ist die Vermutung aufgebracht worden, daß der initiale Testosteronanstieg, der nach einer alleinigen LH-RH-Analogongabe zu beobachten ist

(„flare-up", s. o.), evtl. einen ungünstigen Einfluß auf das weitere Tumorverhalten ausüben kann. In endokrinologischen Untersuchungen wurde gezeigt, daß die zwischenzeitliche Stimulierung des Prostatakarzinoms, wie anhand der sauren Prostataphosphatase und des prostataspezifischen Antigens nachvollziehbar, durch die gleichzeitige Gabe eines Antiandrogens unterdrückbar ist. Ob die Gabe eines Antiandrogens über den Zeitraum der Initialphase, d. h. über die ersten 4 Wochen hinaus, sinnvoll und notwendig ist, kann zum jetzigen Zeitpunkt nicht beurteilt werden.

4.6 Chemohormonale Therapie

Als Ursache für das Versagen aller Hormontherapie wird angeführt, daß das Prostatakarzinom primär heterogen aus androgenabhängigen und androgenunabhängigen Zellklonen zusammengesetzt ist (Isaacs 1984).

Da diese androgenunabhängigen Zellklone durch jegliche Form der Hormontherapie unbeeinflußt weiter proliferieren und letztlich das Schicksal des Patienten bestimmen, sind wiederholt Versuche unternommen worden, durch die gleichzeitige Einleitung einer Chemotherapie plus Androgensuppression bessere Therapieergebnisse zu erzielen. Alle bisherigen Studien konnten keine Fortschritte gegenüber einer alleinigen Hormontherapie erbringen.

Als Grund für die geringe Chemotherapiesensibilität des Prostatakarzinoms wird die niedrige Proliferationsrate angesehen (Tubiana u. Malaise 1976). Während mit der chemohormonalen Therapie klinisch bisher keine Therapieverbesserungen erzielt werden konnten, zeigten sich für einige Chemotherapeutika in der Sekundär- oder auch Tertiärbehandlung erneut progredienter Prostatakarzinome einige, wenn auch meist bescheidene Erfolge. Zu den Chemotherapeutika, die einen partiellen Effekt auf das Prostatakarzinom haben, zählen beispielsweise Adriamycin, Cisplatin, Cyclophosphamid, 4-Epirubicin, 5-Fluorouracil, Methotrexat und Mitomycin-C (Wirth u. Altwein 1991).

Auch wenn eine eindeutige Lebensverlängerung durch eine Chemotherapie beim Prostatakarzinom bisher nicht gezeigt werden konnte, so ist ein deutlicher Effekt auf die Tumorschmerzen für die in aller Regel gut verträglichen Chemotherapeutika auffallend, der ihren Einsatz in der Sekundärtherapie rechtfertigt. Weitere Untersuchungen in kontrollierten Studien sind aber notwendig (Lum u. Torti 1990).

4.7 Zeitpunkt der Therapieeinleitung

Auch 50 Jahre nach Einführung der Hormontherapie beim Prostatakarzinom durch Charles Huggins ist nicht geklärt, ob diese, wie oben dargestellt, als rein palliative Maßnahme anzusehende Behandlung auch bei asymptomatischen Patienten zum Diagnosezeitpunkt eingeleitet werden muß. Da die Hormontherapie zweifelsohne für einen großen Teil von Patienten mit symptomatischem metastasiertem Prostatakarzinom zumindest zwischenzeitlich eine deutliche Verbesserung der Lebensqualität bewirkt, ist ihr Nutzen unumstritten. Ob der asymptomatische Patient aber einen Gewinn (Zeit bis zur Progression, Überlebenszeit) durch die frühe Einleitung einer Hormontherapie erfährt, kann derzeit nicht sicher gesagt werden. Bisher vorliegende Daten scheinen darauf hinzudeuten, daß eine abwartende Haltung und Einleitung einer Hormontherapie erst bei Auftreten von Symptomen vertretbar ist (Paulson 1985), wenngleich dies nicht dem üblichen Behandlungskonzept entspricht.

Literatur

Baba S, Janetschek G, Pollow K, Hahn K, Jacobi GH (1982) The effects of clorotrianisene (Tace) on kinetics of 3H-testosterone metabolism in patients with carcinoma of the prostate. Br J Urol 54:393

Baker HW, Burger HG, de Kretser DM, Hudson B, Straffon WG (1973) Effects of synthetic oral estrogens in normal men and patients with prostatic carcinoma. Lack of gonadotrophin suppression by chlorotrianisene. Clin Endocrinol 2:297

Blackard CE, Byar DP, Jordan WP, Veterans Administration Cooperative Urological Research Group (1973) Orchiectomy for advanced prostatic carcinoma: a reevaluation. Urology 1:553

Borgmann V, Hardt W, Schmidt-Gollwitzer M, Adenauer H, Nagel R (1982) Sustained suppression of testosterone production by the luteinising-hormone releasing-hormone agonist buserelin in patients with advanced prostate carcinoma. A new therapeutic approach? Lancet 1:1097

Catalona WJ, Scott WW (1986) Carcinoma of the prostate. In: Walsch PC, Gittes RF, Perlmutter AD, Stamey TA (eds) Campbell's Urology, 5th ed. Saunders, Philadelphia, p 1463

Crawford ED, Eisenberger MA, McLeod DG et al. (1989) A controlled trial of leuprolide with and without flutamide in prostatic carcinoma. N Engl J Med 321:419

Huggins C, Hodges CV (1941) Studies on prostatic cancer. I. The effect of castration, of estrogen and of androgen injection on serum phosphateses in metastatic carcinoma of the prostate. Cancer Res 1:293

Huggins C, Stevens RE, Hodges CV (1941) Studies on prostatic cancer II. The effects of castration on advanced carcinoma of the prostate gland. Arch Surg 43:209

Isaacs JT (1984) The timing of androgen ablation therapy and/or chemotherapy in the treatment of prostatic cancer. Prostate 5:1

Isurugi K, Fukutani K, Ishida H, Hosoi Y (1980) Endocrine effects of cyproterone acetate in patients with prostatic cancer. J Urol 123:180

Jordan WB jr, Blackard CE, Byar DP (1977) Reconsideration of orchiectomy in the treatment of advanced prostatic carcinoma. South Med J 70:1411

Kent JR, Bischoff AJ, Arduino LJ et al. (1973) Estrogen dosage and suppression of testosterone levels in patients with prostatic carcinoma. J Urol 109:858

Kuhn J-M, Billebaud T, Navratil H et al. (1989) Prevention of the transient adverse effects of a gonadotropine-releasing hormone analogue (buserelin) in metastatic prostatic carcinoma by administration of an antiandrogen (nilutamide). N Engl J Med 321:413

Leuprolide Study Group: Leuprolide versus diethylstilbestrol for metastatic prostatic cancer (1984) N Engl J Med 311:1281

Lukkarinen O, Hammond GL, Kontturi M, Vikko R (1981) Long-term effects of endocrine treatment on serum pituitary hormones in advanced prostatic carcinoma patients. Scand J Urol Nephrol 15:207

Lum BL, Torti FM (1990) Chemotherapy of hormone-refractory prostatic carcinoma. In: Problems in Urology, Vol 4, p 506

Mackler MA, Liberti JP, Smith MJV, Koonth WW jr, Prout GR jr (1972) The effects of orchiectomy and various doses of stilbestrol on plasma testosterone levels in patients with carcinoma of the prostate. Invest Urol 9:423

Murphy GP, Beckley S, Brady MF et al. (1983) Treatment of newly diagnosed metastatic prostate cancer patients with chemotherapy agents in combination with hormones versus hormones alone. Cancer 51:1264

Murphy GP, Huben RP, Priore R, The National Prostatic Cancer Project (1986) Results of another trial of chemotherapy with and without hormones in patients with newly diagnosed metastatic prostate cancer. Urology 28:36

Nicolle P, Pontin A, Saembock L (1985) High-dose ketoconazole therapy in prostatic cancer. S Afr Med J 67:888

Paulson DF (1985) Management of metastatic prostatic cancer. Urology 25 (Suppl):49

Pavone-Macaluso M, Voogt HJ de, Viggiano G et al. (1986) Comparison of the diethyl-stilboestrol, cyproterone acetate and medroxyprogesterone acetate in the treatment of advanced prostatic cancer: final analysis of a randomized phase III trial of the European Organization for Research on Treatment of Cancer, Urological Group. J Urol 136:624

Peeling WB, Griffiths K (1986) Endocrine treatment of prostatic cancer. In: Blandy JP, Lytton B (eds) The Prostate. Butterworths, London, p 188

Prout GR jr, Kliman B, Daly JJ, McLaughlin RA, Griffin PP, Young HH II (1976) Endocrine changes after diethylstilbestrol therapy. Effects on prostatic neoplasm and pituitary-gonadal axis. Urology 7:148

Radlmaier A, Bormacher K, Neumann F (1989) Hitzewallungen bei Endokrintherapie des Prostatakarzinoms: Modellvorstellung zu ihrer Genese. Akt Urol 20:143

Raynaud JP, Bonne C, Moguilewsky M, Lefebvre FA, Bélanger A, Labrie F (1984) The pure antiandrogen RU 23908 (anandron), a candidate of choice for the combined antihormonal treatment of prostatic cancer: A review. Prostate 5:299

Resnick MI, Grayhack JT (1975) Treatment of Stage IV carcinoma of the prostate. Urol Clin North Am 2:141

Robinson MRG (1987) Complete androgen blockade: the EORTC experience comparing orchidectomy versus orchidectomy plus cyproterone acetate versus low-dose stilbestrol in the treatment of metastatic carcinoma of the prostate. In: Murphy GP, Khoury S, Küss R, Chatelain C, Denis L (eds) Proceedings of Second International Symposium on Prostate Cancer. Prostate Cancer, Part A: Research, Endocrine Treatment, and Histopathology. Liss, New York, p 383

Robinson MRG, Thomas BS (1971) Effect of hormonal therapy on plasma testosterone levels in prostatic carcinoma. BMJ 4:391

Schulze H, Senge Th (1990) Influence of different types of antiandrogens on luteinizing hormone-releasing hormone analogue-induced testosterone surge in patients with metastatic carcinoma of the prostate. J Urol 144:934

Schulze H, Isaacs JT, Coffey DS (1987) A critical review of the concept of total androgen ablation in the treatment of prostate cancer. In: Murphy et al. (eds) Prostate cancer: PTA progress in clinical and biological research, Vol 243. Liss, New York, p 1

Scott WW, Menon M, Walsh PC (1980) Hormonal therapy of prostatic cancer. Cancer 45:1929

Shearer RJ, Hendry WF, Sommerville IF, Ferguson JD (1973) Plasma testosterone: An accurate monitor of hormone treatment in prostatic cancer. Br J Urol 45:668

Tolis G, Faure N, Koutsilieris M et al. (1983) Suppression of testicular steroidogenesis by the GnRH agonistic analogue Busereli (HOE-766) in patients with prostatic cancer: studies in relation to dose and route of administration. J Steroid Biochem 19:955

Trachtenberg J (1984) Ketoconazole therapy in advanced prostatic cancer. J Urol 132:61

Tubiana M, Malaise E (1976) Comparison of cell proliferation kinetics in human and experimental tumors: response to irradiation. Cancer Treat Rep 60:1887

Tunn UW, Senge Th, Neumann F (1980) Serumkonzentrationen von Testosteron und Prolaktin nach operativer und medikamentöser Kastration – Eine Langzeitstudie bei Prostatakarzinom-Patienten. Springer, Berlin Heidelberg New York, S 419 (Verhandlungen der Deutschen Gesellschaft für Urologie 32)

Walker KJ, Turkes AO, Turkes A et al. (1984) Treatment of patients with advanced cancer of the prostate using a slow-release (depot) formulation of the LHRH agonist ICI 118630 (Zoladex). J Endocrinol 103:R1

Walsh PC, Siiteri PK (1975) Suppression of plasma androgens by spironolactone in castrated men with carcinoma of the prostate. J Urol 114:254

Whitmore WF (1973) The natural history of prostatic cancer. Cancer 32:1104

Wirth M, Altwein JE (1991) Chemotherapie beim Prostatakarzinom. Urologe [A] 30:17

Worgul TJ, Santen RJ, Samojlik E et al. (1983) Clinical and biochemical effect of aminoglutethimid in the treatment of advanced prostatic carcinoma. J Urol 129:51

Young HH II, Kent JR (1968) Plasma testosterone levels in patients with prostatic carcinoma before and after treatment. J Urol 99:788

Diskussion

W. Ludvik: Ich hätte eine Frage zur Dosierung von Cyproteronacetat vor und nach der Injektion eines LH-RH-Analogons. Wenn Sie also ganz sichergehen wollen, so müßten Sie 3mal 100 mg geben, und das 5 Tage vorher und 20 Tage nachher, dann kommen Sie mit 2 Packungen aber nicht aus. Sie müssen dem Patienten 3 Packungen verordnen und haben dann natürlich schon Schwierigkeiten, dies den Kassen gegenüber zu rechtfertigen. Kann man die Dosis reduzieren und doch sicher sein, daß dieser initiale Testosteronanstieg unter LH-RH-Analoga nicht erfolgt?

Th. Senge: 300 mg bezieht sich auf die Injektion. Wir therapieren mit 200 mg täglich und haben da eine ausreichende Suppression des Testosteronspiegels. Damit haben Sie schon ⅓ der Dosierung gespart und damit natürlich auch einen Beitrag zur Kostenreduktion geleistet.

R. Ackermann: Ist es nicht sinnvoll, einfach ein Depotpräparat zu geben? 300 mg Cyproteronacetat pro Woche, dann ist man sicher, daß der Patient es wirklich bekommen hat. Man muß die Tagesdosis nicht so hochschrauben. Also das ist mein Konzept: Ich gebe es 3 Wochen vorher.

In dem Zusammenhang habe ich eine Frage: Ich sehe gelegentlich Patienten, die mit LHRH-Analoga therapiert werden, bei denen mit einem Depotpräparat innerhalb des 4wöchigen Injektionsintervalls keine vollständige Absenkung des Testosteronspiegels in den Kastrationsbereich erreicht wird. Sie liegen gerade so oberhalb des Kastrationsbereichs herum. Was macht man in einem solchen Fall? Sollte man das Behandlungsintervall verkürzen und das Präparat alle 3 Wochen geben, ist das sinnvoll? Oder muß man zusätzlich Antiandrogene bei diesen Patienten geben?

Th. Senge: Mit der Verkürzung des Injektionsintervalls hat man sicher höhere Spiegel, denn der biologische Abbau des Depots ist individuell unterschiedlich. Andererseits frage ich mich, wenn wir die guten Erfolge in der Therapie, die unter 1 mg Diethylstilbestrol im Hinblick auf Tumorkontrolle erreicht worden sind, betrachten, ob unbedingt der Kastrationsschwellenwert des Testosterons erreicht werden muß oder ob nicht schon eine Testosteronsuppression ausreicht? Wir kommen so etwas in die Richtung, als ob die komplette Androgenblockade unbedingt eingehalten werden muß. Es ist ja doch eine sehr heterogene Zellpopulation, die den Tumor ausmacht. Ich glaube, und diesen Glauben leite ich ab von den Daten, die für 1 mg DES geliefert wurden, daß wir nicht unbedingt den Wert des Ausgangstestosterons für die Tumorkontrolle auf 10% senken müssen.

R. Ackermann: Im Hinblick auf die Inzidenz bin ich der Meinung, daß eine Zunahme des Prostatakarzinoms gar nicht zu beobachten ist.

TH. SENGE: Ich bin anderer Meinung. Es wird weltweit beobachtet, daß wir eine Inzidenzzunahme beim Prostatakarzinom haben. In meinem Dia habe ich mich auf die Daten der DDR gestützt. Da gab es noch keinen Ultraschall, da gab es kein PSA als mögliche Frühindikatoren oder Indizes, die ein klinisch stummes Prostatakarzinom entdecken. Es wird weltweit eine Zunahme angegeben. In der DDR galt aber auch genauso wie in der westlichen Welt: Die TUR oder die Operationsfreudigkeit bei der Prostata nimmt einfach zu. Das ist ein Kriterium, ein Faktum und eine Erklärung. Die zweite Erklärung scheint zu sein, daß die Kanzerogene beim Prostatakarzinom offensichtlich aggressiver zu sein scheinen als noch vor Jahren, anders ist die Inzidenzrate kaum zu erklären. Wenn man den Altersanstieg, der auch in der DDR galt, als eine weitere Erklärung mit hinzunimmt, dann muß eine Ursache in den Kanzerogenen und in der Tumormanifestation liegen.

R. NAGEL: Jens, was sagt die Münchener Studie?

J. E. ALTWEIN: Theo, ich weiß nicht genau, ob das so ist. Ich glaube, wir haben hier einen riesigen Pool an Patienten. Die Prävalenz ist ja 7- oder 8mal so hoch wie die Inzidenz, also wie die klinisch manifesten Prostatakarzinome. Wenn ich die diagnostische Schraube immer tiefer drehe, finde ich natürlich aus diesem riesigen Pool immer mehr Patienten. Und wenn man sich die Voraussagen von Boyle ansieht, was er für das Jahr 2010 erwartet, dann geht er immer davon aus, daß unser diagnostisches Bemühen auf dem Stand von 1990 stehenbleibt. Das wird es aber nicht. Das heißt also, wir werden nolens volens über die jährliche Steigerungsrate von 3% hinaus, die im Moment EG-weit projiziert wird, – man rechnet im Jahre 2000 mit 122000 Prostatakarzinomen in der ganzen EG – eine explosionsartige Vermehrung erwarten können. Das ist ein ganz großes Problem. Und vielleicht erinnern Sie sich noch an den Festvortrag von Prof. Mohr während des Freiburger Urologen-Kongresses, der ironisch sagte: „Bei den über 80jährigen haben 25% eine Chance, an der Alzheimer-Erkrankung zu sterben, und die anderen 25% werden ein Prostatakarzinom bekommen". Wie auch immer, ob sie das mit ins Grab nehmen oder was damit passiert, das ist eine andere Frage.

R. ACKERMANN: Theo, Du hast auch die Therapie der Hitzewallungen angesprochen. Da habe ich eine Frage zur Dosierung von Cyproteronacetat. Die Hitzewallungen beim Androgenentzug sind ja erfahrungsgemäß ein sehr häufig auftretendes Symptom; je jünger die Patienten, um so stärker ist es ausgeprägt. Wenn man sie nur therapieren will mit CPA, ist die Dosis doch so hoch, daß man einen antigonadotropen Effekt erzielt, so daß ja ohnehin ⅔ aller Patienten eine totale Androgenblockade haben. Weshalb dann also die ganze Diskussion?

TH. SENGE: Man braucht keine volle Suppressionsdosis, wie sie nötig ist, um den Kastrationswert zu erreichen. Um die Hitzewallungen aufzufangen, reichen nach unseren Erfahrungen 50 mg Cyproteronacetat aus.

M. WIRTH: Wenn es um die Beeinflussung von Hitzewallungen geht, gibt es da nicht auch billigere Methoden? Ich erinnere mich, daß Herr Altwein empfohlen hat, Gestagene zu geben, und die kosten weniger.

TH. SENGE: Das ist jedem einzelnen überlassen, was er verwendet. Beim Vorstellen des Wirkprofils von Cyproteronacetat hatte ich ja die gestagene Komponente mit erwähnt.

E. P. ALLHOFF: Ich hätte noch eine Frage zur Kombination von hormonellen Maßnahmen mit Chemotherapeutika. Wie ist Ihre persönliche Einschätzung dazu, sehen Sie darin einen Sinn?

TH. SENGE: Ich sehe dann einen Sinn, wenn der Patient trotz endokriner Maßnahmen in den Progreß kommt. Ich kann die Frage nicht beantworten, ob man, wenn überhaupt Chemotherapeutika eingesetzt werden, die ja auch nur einen palliativen Effekt haben, das endokrine Behandlungskonzept ausschalten kann. Die Patienten sind ja im Relaps, und dann sprechen sie auf hormonelle Maßnahmen nicht mehr an. Im Zusammenhang mit der Frage: „Was mache ich, wenn das Hormon nicht mehr greift?" stelle ich fest, daß wir ein Chemotherapeutikum geben, und wir geben, ich stehe da im Gegensatz zu Rolf Ackermann, in der 2nd- oder 3rd-line-Therapie Cyclophosphamid oder Ifosfamid und 5 FU und sehen damit eine zusätzliche Palliation mit einem Response, der so beschrieben werden kann: $\frac{1}{3}$, $\frac{1}{3}$, $\frac{1}{3}$; wir haben $\frac{1}{3}$ gute Erfolge auf Zeit – alles, was wir tun bei diesem systemischen Tumor, ist eine Therapie auf Zeit –, wir haben einen weiteren Effekt mit den Chemotherapeutika als analgesierenden Effekt – man kann sagen, das bekommt man auch mit Analgetika besser hin – und in $\frac{1}{3}$ spricht die Chemotherapie nicht an.

5 Ist die komplette Androgenblockade
beim fortgeschrittenen Prostatakarzinom notwendig?

M. WIRTH

5.1 Prinzip der kompletten Androgenblockade

Basierend auf den Untersuchungen von Huggins und Hodges aus dem Jahre
1941 wurde der Entzug der testikulären Androgene die Grundlage der Behandlung des fortgeschrittenen Prostatakarzinoms. Durch diese Therapie
kann bei etwa 70% der Patienten mit einem fortgeschrittenen Prostatakarzinom ein Ansprechen des Tumors erzielt werden. Bei 50% der Patienten mit
einem „initialen response" kommt es jedoch innerhalb eines Jahres zu einem
erneuten Tumorprogreß. Als ein Grund hierfür wurde die Tatsache angegeben,
daß nach Entzug der testikulären Androgene die adrenalen Androgene, die
etwa 5–10% der Gesamtandrogene des Körpers ausmachen, weiterhin eine
Stimulation des Prostatakarzinoms bewirken können (Labrie et al. 1982 u.
1985). Es wurde von diesen Autoren angenommen, daß aufgrund der Heterogenität des Prostatakarzinoms hormonabhängige Zellen vorliegen, die nach
Entzug der testikulären Androgene nicht mehr weiterwachsen können, jedoch
zusätzliche hormonsensible Zellen vorhanden sind, die bereits durch die mini-
male Stimulation der adrenalen Androgene weiter proliferieren. Völlig unabhängig davon wächst jedoch die Population der hormonunabhängigen Zellen
des Prostatakarzinoms, deren Anteil letztendlich für die Prognose der Patienten entscheidend ist (Abb. 5.1).
Für die Ausschaltung der testikulären Androgenproduktion stehen neben
dem Standardverfahren der Orchiektomie die LH-RH-Agonisten und die
Östrogene zur Verfügung, wobei Östrogene aufgrund ihrer kardiovaskulären
Nebenwirkungen nicht mehr empfehlenswert sind. Liegt ein Entzug der testikulären Androgene vor, so kann durch die Antiandrogene eine mögliche Stimulation des Prostatakarzinoms durch adrenale Androgene direkt an der
Prostatakarzinomzelle verhindert werden (Abb. 5.2). Labrie et al. (1982 u.
1985) propagierten aufgrund dieser Überlegung eine Kombinationsbehandlung, bestehend aus einem Entzug der männlichen Hormone sowie einem
Antiandrogen. Die von diesen Autoren in einer nicht randomisierten Studie
erzielten guten Ergebnisse dieser Kombinationstherapie waren für sie der Beweis, daß eine solche „komplette" Androgenblockade deutliche Vorteile für
den Patienten besitzt. Diese Daten führten zu einer Vielzahl von prospektiven
randomisierten Studien, um die Wertigkeit dieser Therapie zu überprüfen.

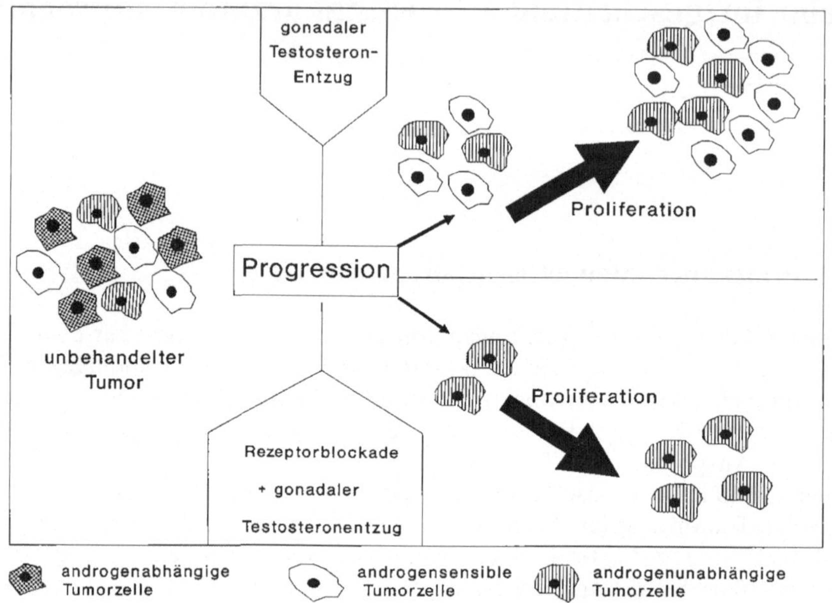

Abb. 5.1. Schematische Darstellung der möglichen zusätzlichen Wirkung einer Androgenrezeptorblockade nach gonadalem Testosteronentzug auf das Prostatakarzinom

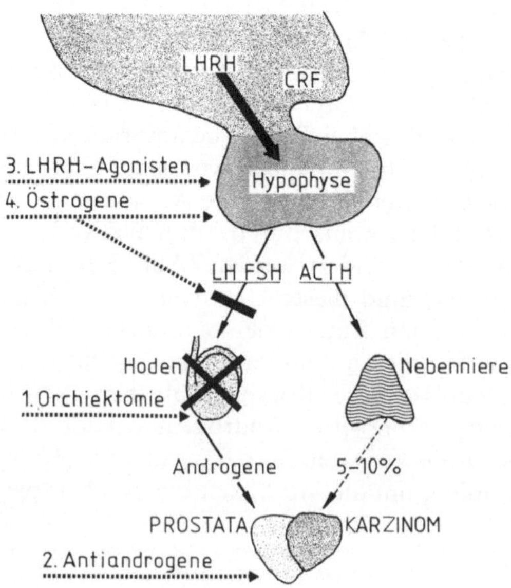

Abb. 5.2. Möglichkeiten der Androgenkontrolle

5.2 Ergebnisse der kompletten Androgenblockade beim fortgeschrittenen Prostatakarzinom

Von den bisher publizierten Studien, die die Wertigkeit einer kompletten Androgenblockade beim fortgeschrittenen Prostatakarzinom überprüften, wird derzeit der prospektiven randomisierten Untersuchung der South-West Oncology Group (SWOG) der Vereinigten Staaten das größte Interesse entgegengebracht. Dies liegt daran, daß es sich hier um die bisher umfangreichste Untersuchung zur „kompletten" Androgenblockade handelt. Bei insgesamt 603 auswertbaren Fällen konnte durch die Kombinationstherapie, bestehend aus Leuprorelin und Flutamid, ein signifikant längeres progressionsfreies Überleben (p = 0,039) sowie eine verbesserte Überlebensrate (p = 0,035) im Vergleich zur Monotherapie mit Leuprorelin erzielt werden (Crawford et al. 1989). In dieser Studie lag die mediane Überlebensrate der Patienten im Monotherapiearm bei 28,3 Monaten und im Kombinationsarm bei 35,6 Monaten (Abb. 5.3, 5.4). Werden jedoch die Subgruppen, die in dieser Studie gebildet wurden, untersucht, so fällt auf, daß diese Vorteile der Kombinationstherapie im wesentlichen auf die guten Behandlungsergebnisse bei Patienten mit minimal disseminiertem Prostatakarzinom (d. h. Metastasen nur im Bereich des Stammskeletts) und einem guten Allgemeinzustand zurückzuführen sind. In dieser Gruppe von jeweils 41 Patienten in beiden Studienarmen beträgt der mediane Überlebensvorteil der Kombinationstherapie 21 Monate. Die mediane Zeit bis zu einer Tumorprogression war ebenfalls bei der Kombinationsbehandlung um 35 Monate verlängert (Eisenberger, persönliche Mitteilung) (Tabelle 5.1). Eine Verlängerung des progressionsfreien Überlebens der Patienten im Median um annähernd 3 Jahre sowie eine Verbesserung der medianen Überle-

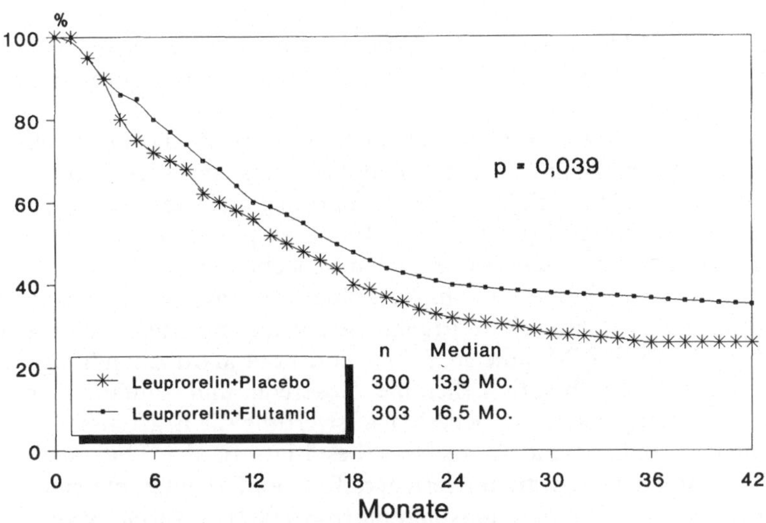

Abb. 5.3. Progressionsfreies Überleben; SWOG 8494/INT 0036. (Nach Crawford et al. 1989)

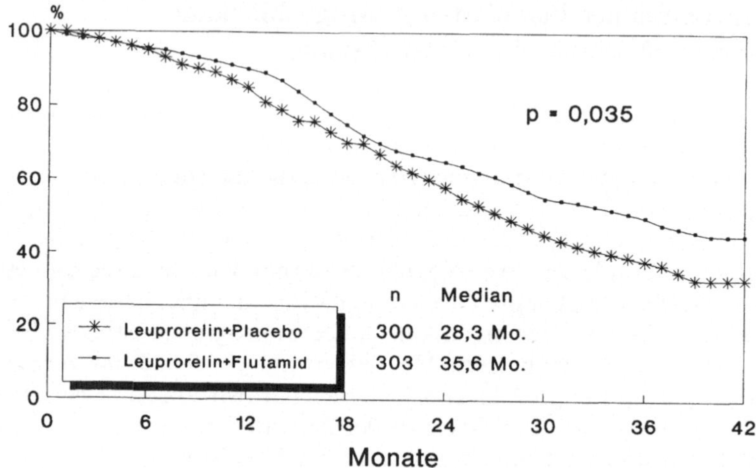

Abb. 5.4. Überlebensrate beim fortgeschrittenen Prostatakarzinom; SWOG 8494/INT 0036. (Nach Crawford et al. 1989)

Tabelle 5.1. Behandlungsergebnisse beim minimal disseminierten Prostatakarzinom; SWOG 8494/INT 0036

	n	Mediane Zeit bis zur Tumorprogression [Monate]	Mediane Überlebenszeit [Monate]
Plazebo + Leuprorelin	41	19 ⎫	41 ⎫
Futamid + Leuprorelin	41	54 ⎭ 35	62 ⎭ 21

benszeit um 21 Monate bei der Kombinationstherapie, bestehend aus Leuprorelin und Flutamid im Vergleich zur Monotherapie mit Leuprorelin, muß als relevant angesehen werden.

Die SWOG-Studie wurde jedoch auch kritisiert, da das Leuprorelin ohne einen androgenen Schutz in der Initialphase gegeben wurde und somit ein „flare up" durch den initialen Testosteronanstieg nicht verhindert wurde. Der initiale Testosteronanstieg durch die Monotherapie mit dem LHRH-Agonisten kann deshalb möglicherweise zu den schlechteren Ergebnissen dieser Behandlungsform im Vergleich zum Kombinationsarm beigetragen haben. Inzwischen liegen jedoch weitere Ergebnisse zur „kompletten" Androgenblokkade vor. Die EORTC-Studie 30853, in der die Standardbehandlung Orchiektomie mit der Kombinationstherapie Goserelin und Flutamid verglichen wurde, hat entsprechend der neuesten Auswertung die Ergebnisse der vorhergenannten SWOG-Studie weitgehend bestätigt. In der Untersuchung der EORTC wurde eine signifikant geringere Rate an Patienten mit einer Tumorprogression in der Kombinationstherapie (p = 0,002) im Vergleich zur Orchiektomie festgestellt (Abb. 5.5). Auch bezüglich der Überlebenswahrscheinlich-

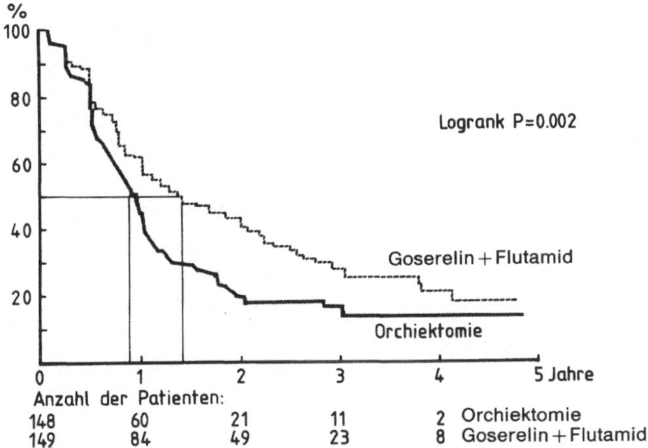

Abb. 5.5. Tumorprogression bei Patienten mit Prostatakarzinom in Abhängigkeit von der Therapie; EORTC 30853. (Nach Denis 1992)

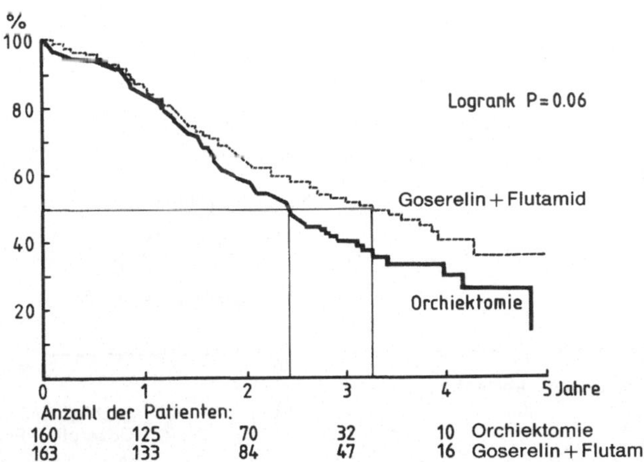

Abb. 5.6. Überlebenswahrscheinlichkeit bei Patienten mit Prostatakarzinom in Abhängigkeit von der Therapie; EORTC 30853. (Nach Denis 1992)

keit zeigte sich ein deutlich positiver Trend im Kombinationsarm, obwohl möglicherweise aufgrund der noch zu kurzen Beobachtungszeit eine statistische Signifikanz mit p = 0,06 knapp verfehlt wurde (Abb. 5.6).

In einer dänischen Studie (Daproca 86) konnte mit einer geringeren Anzahl von behandelten Patienten bei gleichem Studiendesign wie in der EORTC-Studie 30853 jedoch keine Verminderung der Tumorprogressionsrate oder eine höhere Überlebensrate bei Verwendung der Kombination, bestehend aus Goserelin und Flutamid, im Vergleich zur Orchiektomie allein festgestellt werden (Abb. 5.7, 5.8).

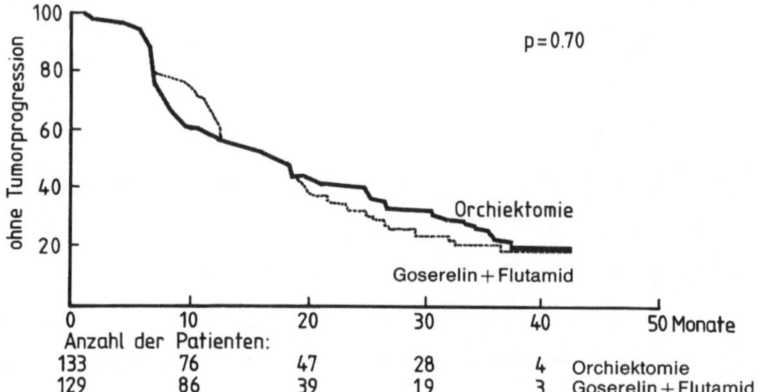

Abb. 5.7. Tumorprogression nach Orchiektomie oder Goserelin und Flutamid; DAPROCA-Studie. (Nach Iversen 1992)

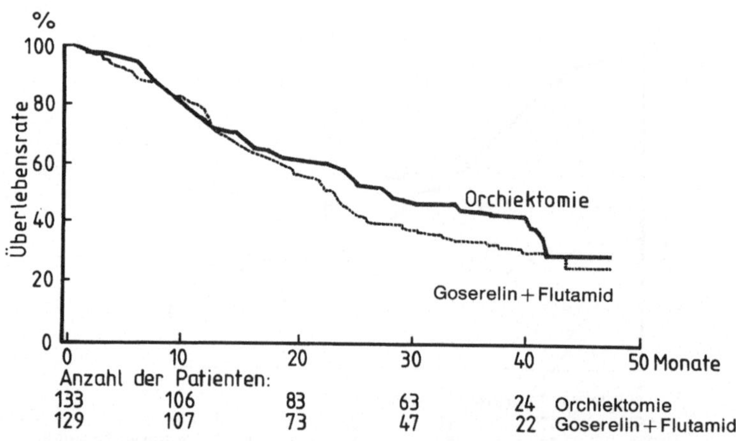

Abb. 5.8. Überlebensraten nach Orchiektomie oder Goserelin und Flutamid; DAPROCA-Studie. (Nach Iversen 1992)

Auch in einer von Di Silverio et al. im Jahre 1990 publizierten Untersuchung war kein Unterschied in der Tumorprogressionsrate und Überlebensrate bei Gabe von Goserelin im Vergleich zu Goserelin plus Cyproteronacetat erkennbar (Abb. 5.9, 5.10).

Werden die z. Z. verfügbaren Studien und ihre Ergebnisse bezüglich des in der Kombination verwendeten Antiandrogens aufgeschlüsselt, so muß insbesondere auch der Aspekt beachtet werden, daß einige dieser Untersuchungen noch nicht die mediane Überlebenszeit oder Progressionszeit erreicht haben und deshalb als nicht aussagekräftig klassifiziert werden müssen. Insgesamt hat sich bei den klinischen Prüfungen unter Verwendung von Flutamid im

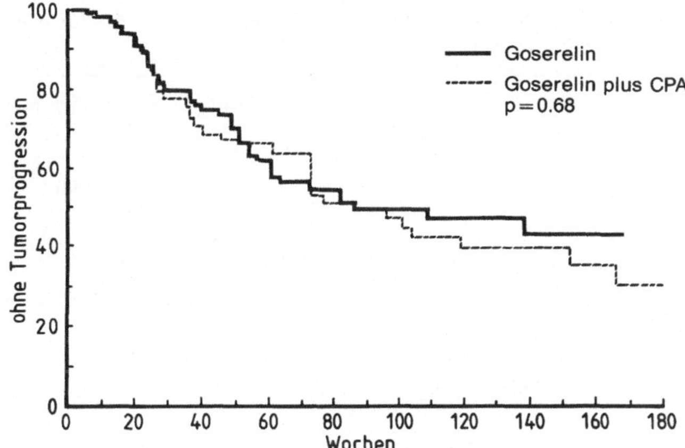

Abb. 5.9. Tumorprogression unter Therapie mit Goserelin versus Goserelin und Cypro
teronacetat. (Nach Di Silverio et al. 1990)

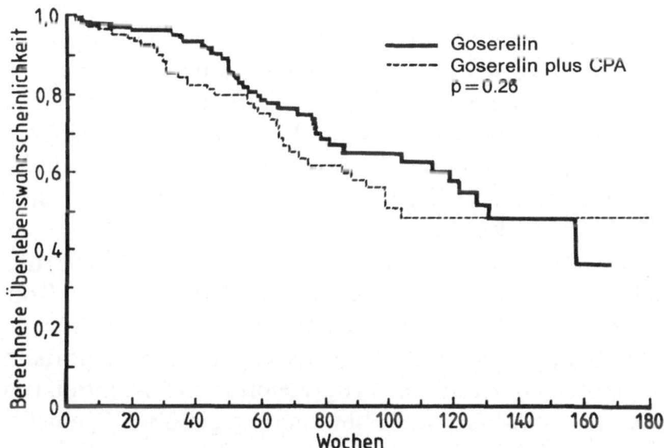

Abb. 5.10. Überlebenswahrscheinlichkeit unter Therapie mit Goserelin versus Goserelin und
Cyproteronacetat. (Nach Di Silverio et al. 1990)

Kombinationsarm gezeigt, daß sowohl die Studie der South-West Oncology
Group und des National Cancer Institute (Crawford et al. 1989) als auch die
EORTC-Studie 30853 (Denis et al. 1992) eine signifikant verlängerte Zeit bis
zur Tumorprogression und ein verlängertes Überleben in der Kombinationstherapie nachgewiesen haben (Tabelle 5.2). Dagegen konnte in der ebenfalls als
abgeschlossen zu betrachtenden Daproca-Studie (Iversen et al. 1990) keine
Verbesserung der Überlebenszeit oder der Progressionsrate durch die zusätzliche Gabe von Flutamid zu Goserelin versus Orchiektomie allein erzielt werden. In den Studien von Boccardo et al. aus dem Jahre 1990 sowie von Tyrrell
et al. aus dem Jahre 1991 sind die Ansprechraten des Prostatakarzinoms in der

Tabelle 5.2. Ergebnisse randomisierter Studien der medikamentösen/chirurgischen Kastration allein oder in Kombination mit Flutamid

Autor	n	Ausschaltung testikulärer Androgene	Stadium	Vorteil der Kombination p-Wert	
				Überleben [Monate]	Progression
Crawford et al. (1989); NCI	603	Leuprorelin	D2	0,035 (7,3 Mo.)	0,039 (2,6 Mo.)
Denis et al. (1990); EORTC 30853	297	Goserelin/ Orchiektomie	D	n.s (10 Mo.)	0,002 (6 Mo.)
Iversen et al. (1990); DAPROCA	264	Goserelin/ Orchiektomie	D	n.s	n.s
Boccardo et al. (1990); PONCAP	304	Goserelin	C + D	n.s.	n.s.
Tyrrell et al. (1991)	571	Goserelin	C + D	n.s.	n.s.
Fourcade et al. (1993)	245	Goserelin	C + D	n.s.	n.s.

Kombinationstherapie signifikant besser als in der Monotherapie. Daraus resultierte jedoch kein Vorteil in den Überlebensraten, und die Zeit bis zu einer Tumorprogression wurde ebenfalls nicht signifikant beeinflußt.

Nilutamid, das ebenfalls wie Flutamid ein nicht steroidales Antiandrogen ist, wurde auch in der Kombinationstherapie zur Ausschaltung der adrenalen Androgene verwandt. Hierzu liegen gegenwärtig 2 auswertbare Studien vor. In der Untersuchung von Beland et al. aus dem Jahre 1991, in der zur Eliminierung der testikulären Androgene die Orchiektomie gewählt wurde, zeigte sich ein signifikanter Überlebensvorteil für die Patienten, die eine Kombinationsbehandlung erhielten. Dies gilt in gleicher Weise für die Untersuchung von Janknegt et al. aus dem Jahre 1991, in der ebenfalls ein signifikanter Vorteil bezüglich des Überlebens und der Progression in der Kombinationstherapie, bestehend aus Orchiektomie und Nilutamid, gegenüber Orchiektomie allein nachgewiesen wurde (Tabelle 5.3).

In 4 randomisierten Studien, in denen Cyproteronacetat, ein steroidales Antiandrogen, in der Kombinationsbehandlung untersucht wurde, war kein

Tabelle 5.3. Ergebnisse randomisierter Studien der medikamentösen/chirurgischen Kastration allein oder in Kombination mit Nilutamid

Autor	n	Ausschaltung testikulärer Androgene	Stadium	Vorteil der Kombination p-Wert	
				Überleben	Progression
Beland (1991); NCI-Kanada	203	Orchiektomie	D	0,046 (6 Mo.)	—
Janknegt (1991)	426	Orchiektomie	D	0,05 (6 Mo.)	0,05 (4 Mo.)

Tabelle 5.4. Ergebnisse randomisierter Studien der medikamentösen/chirurgischen Kastration allein oder in Kombination mit Cyproteronacetat

Autor	n	Ausschaltung testikulärer Androgene	Stadium	Vorteil der Kombination p-Wert	
				Überleben	Progression
Robinson (1987); EORTC 30805	350	Orchiektomie bzw. Orchiektomie/DES	D	n.s.	n.s.
Di Silverio et al. (1990)	328	Goserelin	D	n.s.	n.s.
De Voogt et al. (1991); EORTC 30843	367	Buserelin	D	n.s.	n.s.
Gillat et al. (1991)	525	Goserelin bzw. Goserelin/CPA	D	n.s.	n.s.

Vorteil der Kombinationsbehandlung im Vergleich zur Monotherapie feststellbar (Tabelle 5.4). Inwieweit hierfür eine relativ niedrige Dosierung des Cyproteronacetats, wie sie in den Untersuchungen von Robinson et al. (1987), Di Silverio et al. (1990) und De Voogt et al. (1991) verabreicht wurde, verantwortlich ist, sollte weiter überprüft werden. Es wäre durchaus denkbar, daß durch die niedrigere Dosierung des Cyproteronacetats die Blockade der Androgenrezeptoren in der Prostata nicht ausreichend war. Desweiteren ist ein Vergleich der mit Cyproteronacetat erzielten Ergebnisse z. B. mit den Resultaten, die von Crawford et al. (1989) publiziert wurden, u. a. dadurch erschwert, daß unterschiedliche Auswahlkriterien für die behandelten Patienten verwendet wurden. Außerdem wurde in keiner der Studien mit Cyproteronacetat eine Stratifizierung der Patienten nach der Disseminierung der Erkrankung (minimal versus severe disease) vorgenommen, so daß dieser wichtige Aspekt in den entsprechenden Veröffentlichungen nicht berücksichtigt werden konnte.

In Zusammenfassung der Ergebnisse der Literatur kann festgestellt werden, daß aufgrund der gegenwärtig publizierten Studien, insbesondere bei Patienten mit einem sog. „minimal disseminierten" Prostatakarzinom und einem guten Allgemeinzustand ein Vorteil der „kompletten" Androgenblockade angenommen werden muß. Inwieweit dies auch für Patienten mit weit fortgeschrittener Erkrankung gilt, kann gegenwärtig nicht abschließend beurteilt werden. Daher erscheint insbesondere bei Patienten mit einem guten Allgemeinzustand und minimal disseminierter Erkrankung die „komplette" Androgenblockade empfehlenswert. Es muß jedoch dabei beachtet werden, daß die zusätzliche Behandlung mit einem Antiandrogen auch weitere Nebenwirkungen zur Folge hat. So war beispielsweise in der Studie von Tyrrell et al. (1991) bei Verwendung von Goserelin allein ein Therapieabbruch aufgrund von Nebenwirkungen in 1% der Fälle erforderlich. In der Kombination mit Flutamid war ein Abbruch der Therapie jedoch bei 15% der Patienten notwen-

Tabelle 5.5. Nebenwirkungen als Gründe für einen Therapieabbruch. (Nach Tyrrell et al. 1991)

Nebenwirkungen	Goserelin	
	allein (293 Pat.) n	plus Flutamid (293 Pat.) n
Gastrointestinal (Diarrhoe)	0	19
Übelkeit/Erbrechen	0	8
Leberfunktionsstörung	0	6
Andere	3	11
	3 (1%)	44 (15%)

dig (Tabelle 5.5). Da bei einer fortgeschrittenen Tumorerkrankung, die nicht mehr heilbar ist, die Lebensqualität der Patienten eine besondere Bedeutung besitzt, muß auch bei der Therapieentscheidung beachtet werden, daß bei einer Kombinationsbehandlung signifikant höhere Nebenwirkungen aufgrund der zusätzlichen Gabe des Antiandrogens zu beobachten sind.

Literatur

The Canadian anandron study group (1990) Total androgen ablation in the treatment of metastatic prostatic cancer. Urology 8:159–165

Beland G (1991) Combination of anandron with orchiectomy in treatment of metastatic prostate cancer. Results of a double-blind study. Urology [Suppl] 37:25–29

Boccardo F, Decensi A, Guarneri D et al. Italian Prostatic Cancer Project (PONCAP) investigators (1990) Zoladex with or without flutamide in the treatment of locally advanced or metastatic prostatic cancer: interim analysis of an ongoing PONCAP study. Eur Urol 18:48–53

Crawford ED, Allen JA (1990) Treatment of newly diagnosed state D2 prostate cancer with leprolilde and flutamide or leuprolide alone, phase III, Intergroup Study 0036. J Steroid Biochem Mol Biol 37:961–963

Crawford DE, Nabors WL (1991) Total androgen ablation: American experience. Urol Clin 18:55–63

Crawford DE, Eisenberger MA, McLeod DG et al. (1989) A controlled trial of leuprorelid with and without flutamide in prostatic carcinoma. N Engl J Med 321:419–424

Denis L (1992) Maximal androgen blockade: an overview. Presented at the American Cancer Society National Conference on Prostate Cancer, San Francisco

Denis L, Keuppens F, Mahler C et al. Mitglieder der EORTC GU Arbeitsgruppe (1990) Komplette Androgenblockade: Ergebnisse der EORTC-Studie 30853. Semin Urol 3:166–174

De Voogt HJ, Klijn JG, Studer U, Schröder FG, Sylvester R, de Pauw M, EORTC Data Center (1991) The combination of LHRH-agonist buserelin with cyproterone-acetate for 2 weeks initially or continuously versus orchidectomy in the treatment of advanced prostatic cancer. J Urol 145:290

Di Silverio F, Serio M, D'Eramo G, Sciarra F (1990) Zoladex vs. zoladex plus cyproterone acetate in the treatment of advanced prostatic cancer: a multicenter Italian Study. Eur Urol 18:54–61

Fourcade RO, Colombel P, Mangin M et al. (1993) Prognostic factors in advanced prostate cancer patients treated with zoladex alone or zoladex and flutamide. J Urol 149:429A (Suppl.)

Gillat DA, Chadwick D, Gingell JC, O'Boyle P, Fellows G, Peeling B (1991) A randomized control trial of the LH-RH analogue zoladex versus cyproterone acetate versus a combination of the two. J Urol 145:292A

Giuliani L, Pescatore D, Giberti C, Martorana G, Natta G (1980) Treatment of advanced prostatic carcinoma with cyproterone acetate and orchiectomy – 5-year follow-up. Eur Urol 6:145–148

Huggins C, Hodges CV (1941) Studies of prostatic cancer. I. Effect of castration, estrogen and androgen injections on serum phosphatases in metastatic carcinoma of the prostate. Cancer Res 1:93–297

Iversen P, Christensen MG, Friis E et al. (1990) A phase III trial of zoladex and flutamide versus orchiectomy in the treatment of patients with advanced carcinoma of the prostate. Cancer 66:1058–1066

Iversen P, Danish Prostatic Cancer Group (1990) Zoladex plus flutamide vs. orchidectomy for advanced prostatic cancer. Eur Urol 18 (Suppl 3):41–44

Janknegt RA (1990) Results of a double-blind study comparing orchiectomy and anandron (anti-androgen) to orchiectomy and placebo in metastatic prostate cancer. Eur Urol 18 [Suppl 1]:100

Janknegt RA (1991) Total androgen blockade: a multicenter double blind study comparing orchiectomy and anandron (anti-androgen) with orchiectomy and placebo in metastatic prostate cancer. Abstract-Book, Societé Internationale d'Urologie, p 46

Labrie F, Dupont A, Bélanger A et al. (1982) New hormonal therapy in prostatic carcinoma: combined treatment with an LHRH agoonist and an anti-androgen. Clin Invest Med 5:267–275

Labrie F, Dupont A, Bélanger A (1985) A complete androgen blockade for the treatment of prostate cancer. In: de Vita VT, Hellman S, Rosenberg SA (eds) Important Advances in Oncology. Lippincott, Philadelphia, pp 193–200

Labrie F, Cusan L, Gomez J, Emond J, Monfette G (1990) Combination therapy with flutamide and medical (LHRH agonist) or surgical castration in advanced prostate cancer: 7-Year clinical experience. J Steroid Biochem Molec Biol 37:943–950

Leitenberger A, Jäger N, Altwein JE (1990) Goserelinazetat (Zoladex) gegen Goserelinazetat plus Flutamid (Fugerel) beim fortgeschrittenen Prostatakarzinom: Zwischenbericht einer Phase III-Studie. Aktuel Urol 21:238–244

Lunglmayr G (1990) A multicenter trial comparing the luteinizing hormone releasing hormone analog zoladex, with zoladex plus flutamide in the treatment of advanced prostate cancer. Eur Urol 18:28–29

Robinson MRG (1987) Complete androgen blockade: the EORTC experience comparing orchidectomy versus orchidectomy plus cyproterone acetate versus low-dose stilboestrol in the treatment of metastatic carcinoma of the prostate. In: Murphy GP et al. (eds) Prostate cancer, Part A, Research endocrine treatment and histopathology. Liss, New York, pp 383–390

Schulze H, Kaldenhoff H, Senge T, Westfälische Prostatakarzinom Study Group (1988) Evaluation of total versus partial androgen blockade in the treatment of advanced prostatic cancer. Urol Int 43:193–197

Schweickert K-H, Goldschmidt AJW (1991) 4.6 Ergebnisse der kompletten Androgendeprivation (KAD) – Derzeitiger Stand von 12 randomisierten Phase III-Studien mit über 100 Patienten pro Untersuchungsarm. In: Ackermann R, Altwein J, Faul P (Hrsg) Aktuelle Therapie des Prostatakarzinoms. Springer, Berlin Heidelberg New York Tokyo, S 416–429

Tyrrell CJ, Altwein JE, Klippel F et al. for the International Prostate Cancer Group (1991) A multicenter randomized trial comparing the luteinizing hormone-releasing hormone analogue goserelin acetate alone and with flutamide in the treatment of advanced prostate cancer. J Urol 146:1321–1326

Diskussion

R. Nagel: Was mich an manchen EORTC-Studien stört, ist, daß sie oft ein völlig anderes Design haben als die meisten vorliegenden Studien und daß zum Teil ganz andere Dosierungen angewandt werden. Ich denke nur an die Randomisierung 3 mg DES gegen Estramustinphosphat. In diesem Fall wurde Estracyt in einer Dosis angewandt, die nur noch etwa einem Fünftel der in Amerika üblichen Dosis entsprach, und nur einem Drittel dessen, was wir hier in Deutschland verordnet haben. Ich denke, wenn man dafür 300 Patienten einbringt, 6 Jahre an der Studie arbeitet, und dann zum Schluß nichts herausbekommt, so ist das m. E. auch, und darauf wird ja Jens Altwein eingehen, eben eine schlechte Studie mit schlechtem Design.

Meine Frage ist, wird gegen DES noch randomisiert?

M. Wirth: Nein, das ist kein Thema mehr. Die Orchiektomie ist der „golden standard".

R. Nagel: Auch in Amerika?

M. Wirth: Ja. Das ist das, was jetzt von dieser NCI-Gruppe zusammen mit der South-West Oncology Group untersucht wird. Ich glaube, daß das letztendlich auch nötig ist, wenn wir uns den Kostenfaktor ansehen. Eine Orchiektomie, die zudem eine 100%ige Compliance hat, ist ein einmaliger Kostenfaktor. Wenn wir uns die Kosten für Antiandrogene ansehen, insbesondere in der Kombination mit einem LH-RH-Analogon, dann kommen wir auf Behandlungskosten, die fast 1000 DM im Monat betragen. Ich glaube, auch hier sollten wir etwas den Gedanken der Kosteneinsparung berücksichtigen. Denn es ist nicht alles finanzierbar, was vielleicht wünschenswert ist, und wenn es dann auch nicht mehr bringt, muß man das wirklich sehr genau beachten.

R. Nagel: Die Orchiektomie war ja in Deutschland traditionell seit Jahrzehnten etabliert und wurde noch bis vor 10 Jahren in Amerika strikt als psychologisch nicht zumutbarer Eingriff abgelehnt. Natürlich haben Sie recht mit der Compliance, aber DES ist auch billig und in mittlerer Dosierung (3 mg/Tag) nicht kardiopulmonal schädlich.

M. Wirth: Das DES hat natürlich den Nachteil, daß es eben doch kardiovaskuläre Nebenwirkungen hat, die, da stimme ich Ihnen allerdings zu, bei einer niedrigen Dosierung sehr gering sind.

R. Ackermann: Ich finde, das Problem der totalen Androgenblockade ist ein klassisches Beispiel, das zeigt, daß die wissenschaftliche Basis, das Konzept, weit hinter unseren klinischen Intentionen nachhinkt, und daß wir mit Untersuchungen, die alle ihre Probleme haben, versuchen, etwas herauszufinden, was letzten Endes wissenschaftlich beantwortet werden müßte. Meine Frage bezieht sich nun auf das Dia aus der Arbeit vom Herrn Geller. Wenn man das genau angeschaut hat, dann gewinnt man den Eindruck, daß die DHT-Konzentration zwischen diesen beiden Gruppen mit Behandlung einen erheblichen Overlap haben. Und die Frage, die ich stellen möchte, ist: Wie viele Fälle wurden untersucht, was war das für ein Gewebe und wie wurde das gewonnen, wie viele Proben wurden von jedem Patienten gewonnen, und ist es dann immer noch signifikant? Bei der Ermittlung einer Signifikanz spielt ja die Fallzahl eine ganz erhebliche Rolle!

M. WIRTH: Ich habe das Dia ganz bewußt deshalb gezeigt, weil eben die Ergebnisse überlappend sind, und um Ihnen die geringen Unterschiede darzustellen, über die wir bei dieser kompletten Androgenblockade sprechen. Die Fragen kann ich Ihnen wie folgt beantworten: Der Unterschied war signifikant. Die Fallzahlen waren klein.

Es ist durch TUR-Material gewonnen worden, und ob von einem Patienten verschiedene Chips gewonnen wurden, kann ich Ihnen jetzt nicht sagen, aber ich glaube nicht. Arbeiten beispielsweise von Isaacs, der am Dunning-Tumor auch diese Untersuchungen zur kompletten Androgenblockade mit Cyprotcronacetat durchgeführt hat, zeigen bei kompletter Androgenblockade versus „partieller oder normaler" Androgenblockade keinen Wachstumsunterschied. Nur, es fehlen wirklich, da muß ich Ihnen ganz klar zustimmen, echte Facts aus experimentellen Studien. Eine Untersuchung hat es hierzu noch gegeben, die auf dem Deutschen Urologen-Kongreß vor 2 Jahren von Klein und Bressel dargestellt wurde. Sie konnten zeigen, daß bei einer kompletten Androgenblockade die Dihydrotestosteronkonzentration im Gewebe etwas geringer ist. Aber auch hier wurde das nur an sehr wenigen Fällen gezeigt. Es sind sicher noch weitere Untersuchungen erforderlich. Erstaunlich ist, welche Gelder in Patientenstudien investiert werden. Denis berichtete vor kurzem auf dem amerikanischen Cancer Congress von inzwischen 21 Studien mit 5000 Patienten. Und Herr Altwein hat mir erzählt, daß es über Nilutamid eine Metaanalyse gibt, die inzwischen 11 Studien ausgewertet hat. Aber das verdeutlicht nur, was für eine Power dahintersteht, und das liegt natürlich auch an den Kosten und der Häufigkeit des Prostatakarzinoms. Aber für die experimentellen Grundlagen steht nur sehr wenig Geld zur Verfügung.

R. NAGEL: Wie lautet nun Ihr Vorschlag zur Behandlung?

M. WIRTH: Bei einem minimal disseminierten Karzinom und einem jungen Patienten würde ich gegenwärtig aufgrund der Datenlage eine komplette Androgenblockade einsetzen.

R. ACKERMANN: Mit oder ohne prophylaktische Gamma-Vorbestrahlung?

M. WIRTH: Ohne.

R. NAGEL: Das setzt voraus, daß Sie dann also nicht Flutamid nehmen? Denn beim Cyproteronacetat ist das ja nicht nötig.

M. WIRTH: Ja, da ist das kein Problem.

R. NAGEL: Und für den älteren Patienten würden Sie die Orchiektomie ohne ein Antiandrogen für ausreichend halten?

M. WIRTH: Ja. Ich bin beim älteren Patienten absolut der Meinung, wenn man sich die Daten von Johansson ansieht, daß der alte Patient, selbst wenn Sie ihn überhaupt nicht behandeln, genau so gut lebt. Die Frage ist, ob bei Patienten über 80 überhaupt das Karzinom diagnostiziert werden sollte, also ob man es überhaupt biopsieren sollte.

6 Einfluß der Planung auf die Qualität klinischer Studien

J. E. ALTWEIN

Bereits Mängel bei *einer* der Komponenten einer klinischen Prüfung – Planung, Durchführung, Auswertung, Interpretation und nicht zuletzt Publikation einer Studie – stellen die Validität des gesamten Studienergebnisses in Frage. Für einen Außenstehenden ist es schwierig, die Qualität einer Therapiestudie einzuschätzen, da in den jeweiligen Veröffentlichungen die notwendigen Angaben zu wichtigen Punkten häufig fehlen oder zumindest lückenhaft sind. Tatsächlich nimmt das Thema „klinische Prüfung" im Schrifttum breiten Raum ein (Sauerbrei et al. 1991); für die Europäische Gemeinschaft wurden für klinische Arzneimittelprüfungen Grundsätze für die Standards der guten klinischen Praxis (sog. GCP) herausgegeben (1991). Verschiedene Gesellschaften haben entsprechende Empfehlungen darüber hinaus erstellt, die die Voraussetzungen für die klinischen Prüfungen regeln (Enghofer et al. 1992). Zwar sind heute kontrollierte, randomisierte klinische Prüfungen als die wissenschaftliche Methode anerkannt, um die Wirksamkeit neuer Therapieformen zu beurteilen, aber einerseits reicht die Tatsache, daß eine randomisierte Prüfung vorgenommen wurde, für sich allein nicht aus, einen validen Therapievergleich zu garantieren, andererseits wirft gerade die Randomisation nicht unerhebliche Probleme auf (Gross 1990; Hellman u. Hellman 1991).

6.1 Studie ohne interne Kontrollen

Nicht selten werden Fragen von klinischem Interesse durch retrospektive, nichtkontrollierte Studien überprüft. In diesen Studien werden andere Kontrollen, extern oder historisch, durchgeführt. Bailar et al. (1984) machen deutlich, wann derartige unkontrollierte Studien dennoch bedeutungsvoll sind:

1. Der Untersucher muß vor der Untersuchung deutlich machen, daß er über eine das Ergebnis beeinflussende Behandlungsform berichtet;
2. die Analyse muß vor der Erzeugung von Daten geplant sein;
3. es muß eine plausible Hypothese formuliert werden, bevor die Ergebnisse beobachtet wurden;
4. es muß eine Wahrscheinlichkeit zu erkennen sein, daß die Resultate auch dann noch interessant wären, wenn sie zu einem gegenteiligen Ergebnis geführt hätten; und
5. es muß eine vernünftige Begründung für die Allgemeingültigkeit der gefundenen Ergebnisse geliefert werden.

Wie schwierig gerade diese 5 Voraussetzungen für aussagekräftige unkontrollierte klinische Prüfungen sind, zeigt die Übersicht in dem Artikel von Bailar anhand von 20 ausgewerteten Artikeln. Probleme besonderer Art sind beispielsweise der große Einfluß einer Präselektion auf das Ergebnis der Studie, wodurch diese entwertet wird. Hodges et al. (1979) wiesen an ihrer Serie von 142 radikalen Prostatektomien mit einem Nachbeobachtungszeitraum von 15 Jahren nach, daß bei einer 10jährigen Beobachtungszeit ein Überlebensvorteil für Privatpatienten von 30% im Vergleich zu Kriegsveteranen, die am Veterans Administration Krankenhaus behandelt wurden, bestand. Bei den Privatpatienten war nach 10 Jahren sogar ein Überlebensvorteil im Vergleich zu erwarteten Überlebensrate von 63jährigen Männern zu erkennen. Diese repräsentative Untersuchung verdeutlicht aber darüber hinaus, daß bei der Gegenüberstellung der Behandlungsserien an 2 Krankenhäusern – an der Privatklinik wurden 23 und am Veterans Administration Krankenhaus 119 Patienten behandelt – die Zahlenungleichheit die größere Zahl benachteiligt. Ein ähnliches Problem betrifft die retrospektive Prüfung von Ochiai und Takeuchi (1973), die eine große Zahl von Patienten einer sog. kontrasexuellen Therapie unterzogen. Sie fanden, daß die Patienten mit alleiniger Kastration nach 4 Jahren einen Überlebensnachteil von etwa 40% im Vergleich zu den Patienten mit einer Diethylstilbestrolbehandlung oder einer Diethylstilbestrolbehandlung mit Kastration aufwiesen. Überprüft man allerdings die Zahlen dieser Studie kritisch (Abb. 6.1), dann zeigt sich, daß im Kastrationsarm nur 31 Patienten, jedoch im Kombinationsarm 543 Patienten aufgenommen worden waren. Der Hinweis auf die Präselektion erübrigt sich und der Nachteil für die lediglich durch Orchiektomie behandelten Patienten ist allein hierdurch ausreichend erklärt. Es könnte so gewesen sein, daß zu diesem Zeitpunkt das kardiovaskuläre Risiko einer Diethylstilbestrolbehandlung bereits bekannt war und Pa-

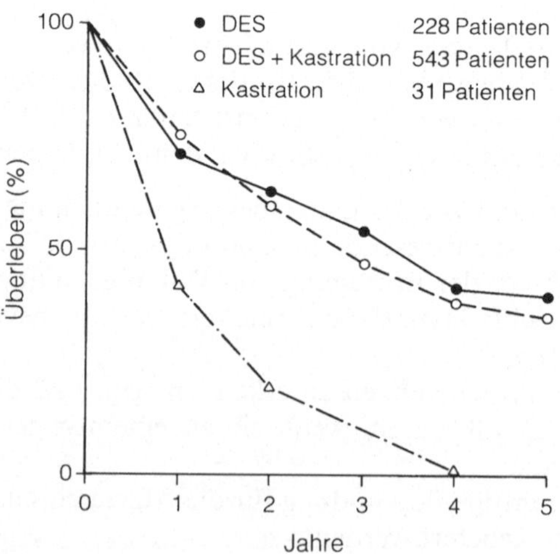

Abb. 6.1. Überlebensrate von Patienten mit einem Prostatakarzinom, die auf 3 Arten behandelt wurden (nach Ochiai u. Takeuchi 1973)

tienten mit einem Hypertonus oder vorausgehenden Herzinfarkt von der Gabe des Östrogens ausgenommen wurden (Blackard et al. 1970). Dieses wurde dann durch die VACURG-I-Studie auch bestätigt (Byar 1973; Tabelle 6.1).

Danach war zwar die karzinomspezifische Sterblichkeit unter der Gabe von 5 mg Diethylstilbestrol (damaliges Handelspräparat in Deutschland Cyren®) von 28% auf 15% gesenkt worden, dieser Überlebensvorteil wurde aber aufgewogen durch die höhere kardiovaskuläre Mortalität von 25% im Vergleich zu 15% in der Plazebogruppe. Dadurch ist befriedigend erklärt, daß bei einer Beobachtungszeit von 9 Jahren in der VACURG-I-Studie kein Behandlungsunterschied bei den 4 Behandlungsarmen beobachtet wurde (Byar 1973; Abb. 6.2).

Besonderes Interesse verdient der Plazeboarm dieser ersten großen Phase-III-Prüfung zur Behandlung des fortgeschrittenen Prostatakarzinoms. Es war den Untersuchungsteilnehmern freigestellt, bei Randomisation in der Plazebo-

Tabelle 6.1. Östrogenassoziierte Todesursachen von Patienten mit einem Prostatakarzinom Stadium C und D der VACURG I (nach Byar 1973)

Todesursache	Plazebo n = 114 [%]	DES 5 mg/d n = 119 [%]
Prostatakarzinom	28	15
Herzinfarkt Apoplexie Lungenembolie Hochdruck }	15	25

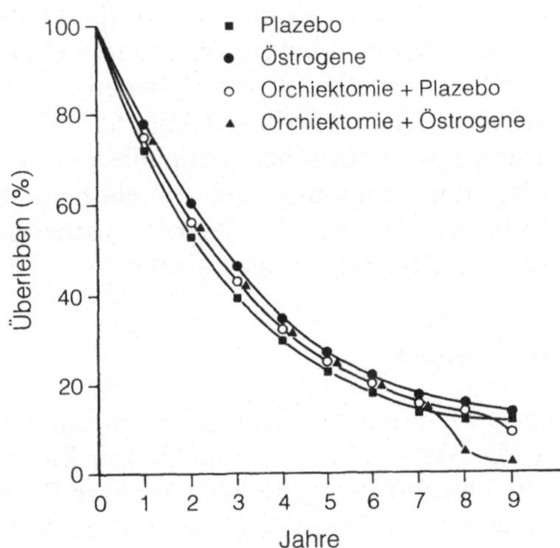

Abb. 6.2. Überlebensrate von Patienten mit einem Stadium-D-Prostatakarzinom randomisiert, behandelt mit Orchiektomie plus Plazebo (N = 266), Orchiektomie plus DES 5 mg (N = 254), DES 5 mg (N = 265) und Plazebo (N = 262) (VACURG-I-Studie; nach Byar 1973)

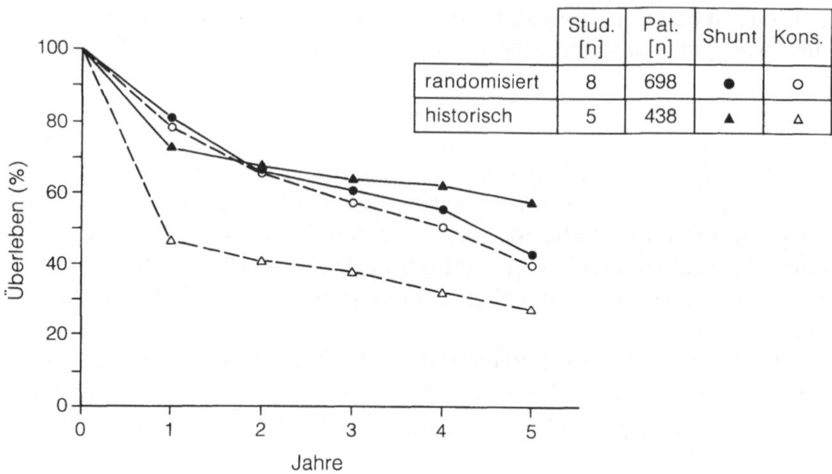

Abb. 6.3. Vergleich randomisierter und historisch-kontrollierter („nonkonkurrenter") Studien zur Effizienz des portokavalen Shunts bei Ösophagusvarizen (nach Sacks et al. 1982)

gruppe zu einem Zeitpunkt, an dem der Patient unter Schmerzen durch das Prostatakarzinom litt, eine Behandlung mit Diethylstilbestrol und/oder Orchiektomie einzuleiten. Zum Ende der Beobachtungszeit hatten alle Studienteilnehmer bei ihren initial plazebobehandelten Patienten eine aktive Therapie durchführen müssen. Für die Überlebensrate blieben aber die Plazebopatienten in ihrem ursprünglich zugeordneten Behandlungsarm. Deswegen wurde zwar die Studie zu einem früheren Zeitpunkt kritisiert, aber zu einem späteren Zeitpunkt merkte man, daß offenbar eine verzögerte Hormontherapie gleich gute Überlebensraten lieferte wie eine sofortige.

Untersuchungen ohne interne Kontrollen werden dadurch nicht zuverlässiger, daß man historische Kontrollen einführt (Sacks et al. 1982). Diese Autoren prüften die Überlebensrate eines portokavalen Shunts zur Bekämpfung von Ösophagusvarizen bei Leberzirrhose (Abb. 6.3). Der Überlebensvorteil, der aus einer Prüfung mit historischer Kontrolle abgeleitet werden könnte, wurde bei einer adäquaten Randomisation aufgehoben. Dieses Ergebnis wird auch dadurch nicht besser, daß man den Begriff „historische Kontrollgruppe" durch „nonkonkurrente Kontrollgruppe" ersetzt.

6.2 Kontrollierte Studien

Bei einer kontrollierten klinischen Prüfung sind eine eindeutige Fragestellung, eine gute Planung, die Verwendung von meßbaren Zielgrößen, kontrollierte Bedingungen, exakte Durchführung, reproduzierbare Resultate und objektive Interpretation zu erwarten. Während Labrie et al. (1986) eine Überlegenheit der sog. kompletten oder maximalen Androgenblockade zur Behandlung des fortgeschrittenen Prostatakarzinoms anhand historischer Kontrollen suggerierten, wurde dies durch die erste und größte Phase-III-Prüfung der South

Western Oncology Group (SWOG 8494) widerlegt (Crawford 1989). Anhand von 605 Patienten mit unbehandeltem metastasiertem Prostatakarzinom wurde festgestellt, daß kein Überlebensvorteil bei Anwendung von Flutamid plus Leuprorelin im Vergleich zu Plazebo plus Leuprorelin bestand. Bei einer Nachbeobachtungszeit von 60 Monaten kristallisierte sich zwar ein Vorteil für die komplett androgenopriv Behandelten heraus, dies macht aber auf ein anderes Problem auch der randomisierten Studien aufmerksam – die sog. Studienreife. Je länger der Nachbeobachtungszeitraum, um so mehr Patienten haben den Studienendpunkt erreicht, um so reifer ist die Studie. Vorschnelle Ergebnisse können zu diesem Zeitpunkt widerlegt werden.

Die Planungsgrundsätze für eine klinische Prüfung sind detailliert in den klinischen Arzneimittelprüfungen in der EG (1991, S. 77) wiedergegeben. Dies gilt ebenso für die Definition klinischer Prüfungen, die entsprechend mehrerer aufeinanderfolgenden Phasen unterschieden werden (S. 26). Phase-I- und -II-Prüfungen können als explorativ bezeichnet werden, d. h. sie sind vor allen Dingen modalitätsorientiert und nur sehr bedingt krankheitsorientiert. Entsprechend ist eine Randomisierung zumeist nicht vorgesehen. Das Konzept ändert sich bei den Phase-II- und -III-Prüfungen, wenn die Erfahrungen mit einer neuen Substanz oder mit einem neuen Behandlungskonzept bestätigt werden sollen; dann ist die Krankheitsorientierung obligat, wohingegen die Modalitätsorientierung nicht mehr im Vordergrund steht. Entsprechend ist eine Randomisierung vorzuziehen. Eine Phase-III-Prüfung hat dann modifizierenden Charakter, wenn die neue Behandlungsart sich als wirksam erwies; diese in schrittweisen klinischen Prüfungen gewonnenen neuen Erkenntnisse sollten dann allerdings auch in der Praxis Eingang finden. Derartige studiengestütze Behandlungsmodifikationen sind z. B. der Einsatz von Cisplatin in der Behandlung des metastasierten Hodenkarzinoms und der Nachweis der Wirkungsgleichheit von chirurgischer und chemischer Kastration mit Hilfe von LH-RH-Analoga.

Untersuchungen nach dem „In-Verkehr-Bringen" eines Arzneimittels werden als Phase IV und Anwendungsbeobachtungen bezeichnet. Selbst wenn über die Definition keine vollständige Einigung herrscht (Klinische Arzneimittelprüfungen in der EG, 1991), sind Anwendungsbeobachtungen außerordentlich wichtig und werden vom Deutschen Arzneimittelgesetz gefordert. Unerwünschte Spätwirkungen nach dem Marketing eines neuen Medikaments, die die Notwendigkeit der Phase-IV-Prüfungen oder der Anwendungsbeobachtungen unterstreichen, zeigen folgende Beispiele: 1951 wurde Diethylstilbestrol in den Vereinigten Staaten als Antiabortivum zugelassen. Es stellte sich erst 20 Jahre später heraus, daß bei Töchtern Vaginalkarzinome auftreten können. Das Antiseptikum Hexachlorophen wurde bereits vor 1950 auf dem amerikanischen Arzneimittelmarkt zugelassen, 1971 traten dann im Zusammenhang mit diesem Antiseptikum Hirnschädigungen bei Kleinkindern auf. Eine derartige Anwendungsbeobachtung wurde auch mit Goserelinacetat durchgeführt (Tabelle 6.2). Dabei zeigte sich bei 10,3% der Patienten von Urologen, daß das LH-RH-Analogon eingesetzt wurde, obwohl die Kranken bereits chirurgisch kastriert waren.

Tabelle 6.2. Anwendungsbeobachtung mit Goserelinacetat bei 1009 Patienten mit Prostatakarzinom (nach Leitenberger et al. 1992)

Vorbehandlung		n [%]
LH-RH-Analoga (tägliche Anwendung)		21,6
Östrogene		9,6
Antiandrogene		20,3
Zytostatika		5,4
Orchiektomie		10,3
Gesamt	517 Patienten	51,2%
keine Vorbehandlung	492 Patienten	48,8%

6.3 Randomisierte Studien

Gross (1990) betont, daß randomisierte klinische Prüfungen mit Recht als der sicherste Beweis für die Wirksamkeit und Unschädlichkeit eines Medikaments oder Eingriffs gelten. Allerdings, so räumt er ein, wird die Dignität dieser Prüfungen häufig überschätzt. Diese zumeist prospektiv durchgeführten Untersuchungen vergleichen zumeist nicht die Wirkung von Verum gegen Plazebo, sondern neue Therapie gegen Standardtherapie. Tatsächlich hat sich in der Vergangenheit die Behandlung auf Verdacht immer wieder als katastrophal erwiesen. Als Beispiel seien die chloramphenicolassoziierten Todesfälle von Neugeborenen genannt, die erst aufgedeckt wurden, als eine kontrollierte, randomisierte Prüfung vorgenommen wurde. Auch in ethischer Hinsicht ist eine randomisierte Untersuchung zulässig, wenn bestimmte Voraussetzungen beachtet werden (Passamani 1991): ausgewogene Wirkungserwartung beider Behandlungsarme und ein Studienprotokoll im Einklang mit den GCP-Empfehlungen. In der Praxis wird vor allem in multizentrischen Prüfungen die ethische Unbedenklichkeit nicht so einfach zu realisieren sein; als Beispiel sei die Studie Ticlopidin versus Acetylsalicylsäure genannt, wobei lediglich die Wirksamkeit von Acetylsalicylsäure vor Untersuchungsbeginn bekannt war. Darüber hinaus kommt das Moment der Überredung des Patienten, um seine Zustimmung zur Prüfungsteilnahme zu gewinnen, zum Tragen. Schließlich ist nicht von der Hand zu weisen, daß einmal überredete und womöglich überzeugte Patienten nicht bereit sind, sich aus der Untersuchung nehmen zu lassen aus Angst, therapeutische Nachteile zu erleiden. Besonders in multizentrischen Prüfungen wird das Moment der „Überredung" zu einer Verzerrung durch Selbstselektion führen können (Olschewski et al. 1985).

Man versuchte, die problematische Randomisierung dadurch zu umgehen, daß man entweder eine Doppelrandomisation vornahm (Zelen 1979), eine Prärandomisation durchführte oder eine übergreifende Kohortenstudie plante (Olschewski et al. 1985; Abb. 6.4). In der Praxis stellen sich einer Randomisation allerdings zumeist wesentlich weniger Hindernisse in den Weg, als vermutet würde, wie die SWOG-8494-Studie mit ihrer großen Patientenzahl deutlich machte (Crawford 1989).

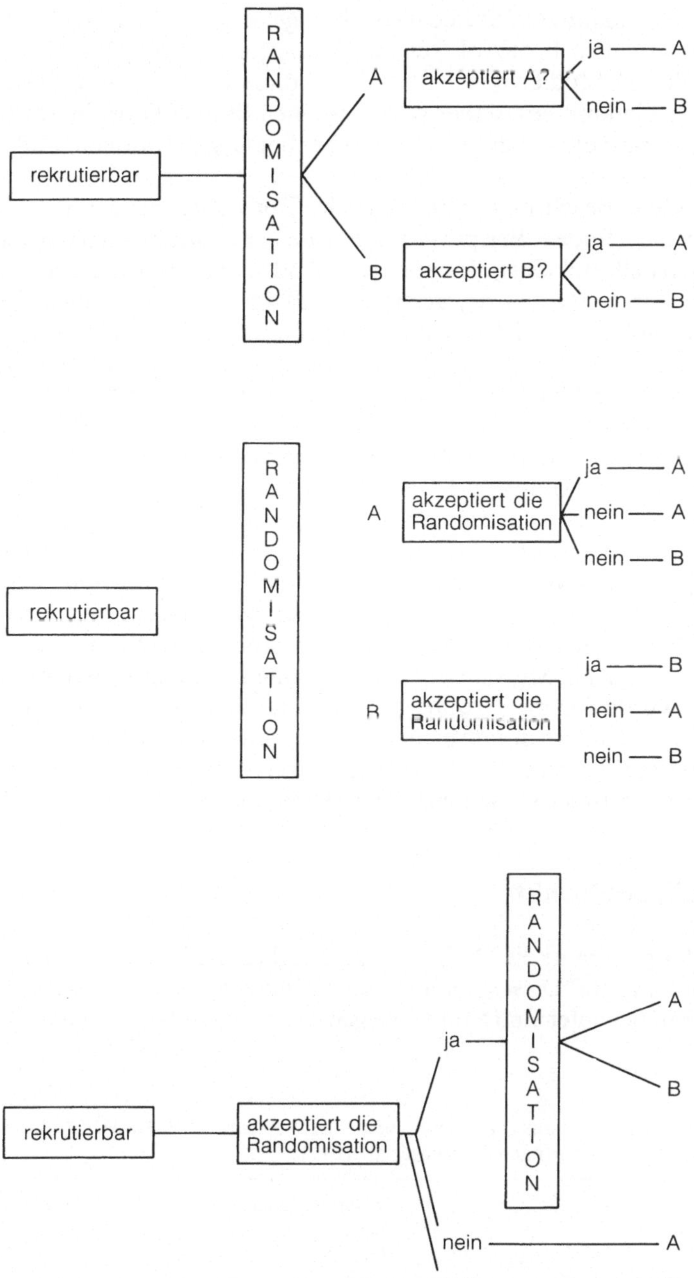

Abb. 6.4. Randomisationsvarianten: **a** Doppelrandomisation (Zelen 1979), **b** Prärandomisation, **c** Übergreifende Kohortstudie (Olschewski et al. 1985)

Zu einem adäquaten Studienprotokoll gehört die kritische Durchsicht des Prüfplans in einem Protocol Review Committee. Große Organisationen wie die EORTC, die Studien international koordinieren, haben ihre eigenen Protocol Review Committees; daher ist es für einen Studienkoordinator besonders verantwortungsvoll, außerhalb entsprechender Organisationen Studien durchzuführen.

Besondere Beachtung sollte stets die Formulierung der Ein- und Ausschlußkriterien finden. Beispielsweise wurde in der Studie 1509 der Fa. ICI, bei der eine partielle mit einer „kompletten" Androgendeprivation beim Prostatakarzinom verglichen wurde, gestattet, daß Patienten mit einem lokal fortgeschrittenen T3 oder T4-Prostatakarzinom mit aufgenommen wurden. Der Nachweis einer Metastasierung wurde nicht gefordert. Das gleiche Problem findet sich in der Phase-III-Prüfung der Danish Prostate Cancer Group, die ebenfalls eine partielle mit einer kompletten Androgendeprivation beim „fortgeschrittenen" Prostatakarzinom verglichen (Tabelle 6.3; Iversen et al. 1989). Im „kompletten" Androgendeprivationsarm hatten 24% keine nachgewiesenen Metastasen, im partiellen Androgendeprivationsarm hingegen 31%. Trotz der anscheinend sauberen Randomisierung könnte sich bei der Auswertung der Ergebnisse die Mischpopulation, was das Metastasenvolumen angeht, als ungünstig erweisen. Eine Stratifikation nach Metastasenbeladung wie in der SWOG 8494 würde das Problem vermieden haben. Darüber hinaus würde eine Stratifikation nach Metastasenbeladung einen Erkenntnisvorsprung bedingen; dies wurde für die Gruppe mit einer minimalen Metastasierung in der SWOG 8494 dann auch tatsächlich belegt: Patienten mit einer „kompletten" Androgendeprivation hatten einen Vorteil, gemessen an verschiedenen Studienendpunkten, beispielsweise dem Überlebensmedian (Crawford 1989).

6.4 Studienendpunkte

Im Prüfdesign nimmt die Definition der Studienendpunkte stets einen hervorragenden Platz ein. Dieses umfangreiche Thema kann nur kursorisch erwähnt werden. Ein beliebter Endpunkt – wegen seiner scheinbar einfachen Definition

Tabelle 6.3. Goserelin plus Flutamid versus Orchiektomie: Phase-III-Studie der Danish Prostate Cancer Group (nach Iversen et al. 1989)

	Goserelin plus Flutamid 750 mg/d Patienten [n]	Orchiektomie Patienten [n]
Knochenmetastasen	94	90
LK-Metastasen	1	2
$N_{0,x} M_0$	34 (24%)	41 (31%)
Gesamt	129	133

– ist die Überlebenszeit. Allerdings ergeben sich bei der Bestimmung der To-
desart nicht selten Probleme: Begriffe wie Tod am Tumor (DOD), Tod unabhängig vom Tumor (DFD) oder Tod mit einem Tumor (DWD) legen hierüber
Zeugnis ab. Außerdem ist im Einzelfall zu prüfen, ob die Überlebensrate
tatsächlich ein adäquater Endpunkt ist; es sei an das inzidentelle Prostatakarzinom oder das organbegrenzte Nierenzellkarzinom erinnert. Ein anderer har-
ter Parameter ist die Progression, wobei dann als Behandlungserfolg die Zeit
bis zur nachgewiesenen Progression gemessen wird. Über die Progressionsdefi-
nition muß Einhelligkeit vor Prüfbeginn hergestellt sein

Der Studienendpunkt wird auch von der Fallzahl in jedem Behandlungsarm wesentlich beeinflußt. Begg u. Berlin (1989) untersuchten 246 verglei-
chende klinische Prüfungen von Tumorkranken des Jahres 1986 und wiesen
nach, daß, gemessen an den Endpunkten globale Überlebensrate, erkran-
kungsfreies Überleben und Remissionsrate, die Fallgröße deutlichen Einfluß
nahm (Tabelle 6.4). Dies läßt sich im Detail an den ersten Phase-III Studien
mit Flutamid nachvollziehen (Tabelle 6.5). Bei einem Vergleich von Flutamid
mit 1 mg Diethylstilbestrol war die Wirkung der letztgenannten Substanz statistisch signifikant besser. Das Ergebnis dieser frühen klinischen Prüfungen mit
viel zu kleiner Fallzahl ist inzwischen wiederholt widerlegt worden. Schließlich

Tabelle 6.4. Einfluß der Fallzahl auf das Behandlungsergebnis in onkologischen Studien.
Grundlage der Analyse sind 246 Studien, die 1986 publiziert wurden (nach Begg u. Berlin
1989)

Endpunkt	Fallzahl	Randomisierte Studien [%]	Nichtrandomisierte Studien [%]
Überlebensrate	< 50	19	86
	51 – 100	28	55
	>100	0	35
Tumorfreies	< 50	55	116
Überleben	51 – 100	30	48
	>100	0	15
Remissionsrate	< 50	12	33
	51 – 100	11	15
	>100	0	0

Tabelle 6.5. Frühe Phase-III-Studien mit Flutamid bei Patienten mit einem metastasierenden
Prostatakarzinom: Effekt einer zu kleinen Fallzahl auf die partielle Remissionsrate

Flutamid 750–1500 mg	versus	DES 1 mg	Autor
2/8 Pat.		3/5 Pat.	Jacobo et al. 1976
6/14 Pat.		3/6 Pat.	Airhart et al. 1978
Gesamt 36%		54%	

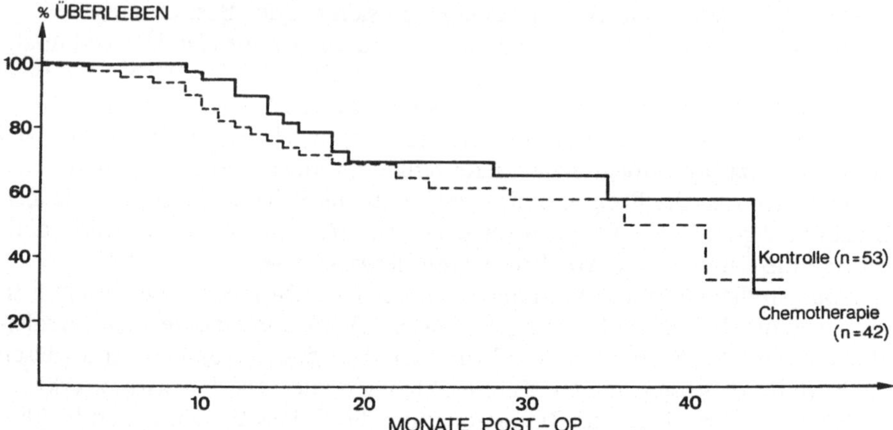

Abb. 6.5. Sterberate von Magenkarzinompatienten nach Operation und Chemotherapie an der Ulmer Universitätsklinik; 6 Drop outs und 20/42 Chemotherapieabbrüche verkürzten das Ergebnis

kann der Endpunkt auch zu Unrecht beeinflußt werden, wenn die Zahl der Drop outs oder Protokollverletzer zu hoch wird. Bei den in Abb. 6.5 gezeigten Ergebnissen einer klinischen Prüfung der Ulmer Universitätskliniken mit vermeintlich gleichem Verlauf stören 6 Drop outs einerseits und 22 Protokollverletzer andererseits im Chemotherapiearm das Ergebnis.

6.5 Metaanalyse

Besonderes Interesse findet inzwischen auch für die urologische Onkologie das Konzept der Metaanalyse (Chalmers u. Lau 1992). Die randomisierte Phase-III-Prüfung ist zweifelsohne eine wichtige und wirksame Methode, um die Wirksamkeit einer neuen Therapie im Vergleich zur Standardtherapie zu unterstreichen. Dies gilt ganz besonders für die adjuvante – womöglich sogar für die neoadjuvante – Therapie, wo die Präselektion der Patienten einen wesentlichen Einfluß auf das Ergebnis der Untersuchung nehmen kann. Tatsächlich ist es ein häufiges Vorkommnis, daß adjuvante Therapieprüfungen nicht genügend Patienten rekrutieren, was beispielsweise auch das National Prostatic Cancer Project mit seinen adjuvanten Therapieprotokollen 900 und 1000 erfahren mußte. Diese Protokolle prüfen die adjuvante chemohormonale Behandlung nach radikaler Prostatektomie oder externer Hochvoltbestrahlung. Die Studien blieben im wesentlichen unvollendet. Auf der anderen Seite gibt es gerade beim Prostatakarzinom eine Vielzahl von Prüfungen mit ähnlichem Design – partielle versus komplette Androgendeprivation beim fortgeschrittenen Prostatakarzinom –, die aus unterschiedlichen Gründen begonnen wurden: Mißachtung bereits laufender ähnlicher Untersuchungen, Marketinginteresse, Eitelkeit des Untersuchers u.a.m. Ein Datenpooling in der Metaanalyse hat nicht nur Vorteile, sondern erhebliche Schwierigkeiten.

Vorteile und Schwierigkeiten des Datenpoolings:

- erlaubt, die Untersuchungen in eine Rangordnung entsprechend ihrer Qualität zu bringen,
- unsaubere Randomisierung (dem Untersucher ist der anstehende Behandlungsarm bekannt), daher muß die Randomisierung – nicht die Therapie – dem Untersucher unbekannt bleiben,
- Endpunktwahl nach Wunsch:
- die Progression wird schneller bekannt als die Überlebensrate → Mißinformation,
- Präselektion der aufgenommenen Berichte,
- „power of publication bias",
- Heterogenität der Ergebnisse
  → fixed effects model (Mantel-Haenzel).

Selbst wenn in der Metaanalyse jeder Einzelfall berücksichtigt wird, ist die Kritik nicht ganz auszuräumen, daß Irrtümer und Vorurteile der Originalstudie perpetuiert werden können.

Ein nicht zu unterschätzendes Hindernis ist die „power of publication bias" (Begg u. Berlin 1989; Tabelle 6.6). In einer Metaanalyse zur Chemotherapie des Ovarialkarzinoms werden Ergebnisse vor allem dann veröffentlicht, wenn sie signifikant sind; nichtsignifikante Behandlungsergebnisse werden weniger wahrscheinlich veröffentlicht und sind lediglich bei den National Cancer Institutes registriert. Ein weiteres Hindernis, das vor der Auswertung einer Metaanalyse überwunden werden muß, ist die Heterogenitätsprüfung der Ergebnisse in den verschiedenen Studien (für Details s. Chalmers u. Lau 1992). Chalmers u. Lau (1992) stellten die Ergebnisse von 9 Phase-III-Prüfungen zur adjuvanten Chemotherapie des Mammakarzinoms zusammen, wobei die Heterogenitätsprüfung nach der statistischen Methode von Mantel-Haenzel vorgenommen wurde (Abb. 6.6). Hätte man bereits nach Abschluß der zweiten Phase-III-Prüfung zur adjuvanten Chemotherapie des Mammakarzinoms die

Tabelle 6.6. „Power of publication bias" am Beispiel einer Metaanalyse der Studien zur adjuvanten Chemotherapie des fortgeschrittenen Ovarialkarzinoms (Begg. u. Berlin 1989)

Studienstatus	Ergebnis	
	signifikante Studien [n]	nichtsignifikante Studien [n]
Publiziert/nicht registriert[a]	3	9
Publiziert und registriert	1	7
Nicht publiziert/registriert	0	6

[a] Anmeldung an den National Cancer Institutes (NCI; USA)

	Studie	Jahre	n
1	Fischel	1969	110
2	NSABP (B-O5)	1975	349
3	Milan I	1976	386
4	MBCCG	1977	193
5	Osako	1978	240
6	Guy'sI L-Pam	1983	370
7	Guy'sII CMF	1984	170
8	Ludwig	1984	310
9	ECOG (CMFPT)	1984	151
	Gesamt		2279

Abb. 6.6. Metaanalyse der Phase-III-Studien zur adjuvanten Chemotherapie des Mammakarzinoms: Studienendpunkt ist Tumorfreiheit (NED) nach 3 Jahren (nach Chalmers et al. 1992)

	Studie	Jahre	n
1	Fischel	1969	110
2	NSABP (B-O5)	1975	459
3	Milan I	1976	845
4	MBCCG	1977	1038
5	Osako	1978	1278
6	Guy'sI L-Pam	1983	1648
7	Guy'sII CMF	1984	1818
8	Ludwig	1984	2128
9	ECOG (CMFPT)	1984	2279

Abb. 6.7. Wie Abb. 6.6, aber kumulative Metaanalyse (nach Chalmers et al. 1992)

erste Metaanalyse durchgeführt – also über 2 Untersuchungen –, hätte man bereits zu diesem frühen Zeitpunkt das Endergebnis, daß die Chemotherapie vorteilhaft ist, vorhersagen können (Abb. 6.7). Es hätte also nicht der 2279 Studienpatienten bedurft, sondern 459 hätten genügt. Bei den bislang vorliegenden 21 metaanalysefähigen Phase-III-Prüfungen – partielle versus komplette Androgendeprivation des fortgeschrittenen Prostatakarzinoms – ist man dabei, den gleichen Fehler zu wiederholen. Bei den 21 Studien, die eine partielle mit einer kompletten Androgendeprivation beim fortgeschrittenen

Prostatakarzinom vergleichen, werden als reine Antiandrogene Flutamid und Nilutamid und als antigonadotropes Antiandrogen Cyproteronacetat verwandt. Alle nilutamidgestützten Prüfungen wurden inzwischen metaanalysiert, und es zeigte sich bei 1043 Patienten mit 498 unter einer partiellen Androgendeprivation (chemische oder chirurgische Kastration plus Plazebo) und 545 im kompletten Androgendeprivationsarm (chemische oder chirurgische Kastration plus Nilutamid), daß die Kombination überlegen ist (Bertagna et al. 1991).

6.6 Schlußfolgerung

Gladigau (1990) betont die Notwendigkeit einer guten Logistik für das Funktionieren einer klinischen, vor allem multizentrischen Prüfung. Er führt aus, daß Logistik all das sei, was im Hintergrund quasi unsichtbar geschieht, aber notwendig ist, damit die Prüfung wunschgemäß ablaufen kann. Demzufolge ist Logistik die Umsetzung von zeitabhängigen Abläufen (Organisation und Steuerung), Überwachung und vor allen Dingen die logische Vorausschau, d. h. Planung. Es gilt besonders, die Kriterien der Food and Drug Administration der Vereinigten Staaten für Karzinomstudien zu beachten:

1. prospektive Untersuchung,
2. kontrollierte Untersuchung,
3. Sichtbarkeit der Kriterien bei multizentrischen klinischen Prüfungen,
4. Definition der Tumorantwort,
5. objektive Tumorparameter,
6. Auswertungsmeßgrößen, wie Zeit bis zur Progression, Überlebenszeit und Lebensqualität,
7. „Blinde" Bewertung der Therapieergebnisse und
8. Überwachung der Patientenselektion.

Literatur

Airhart RA, Barnett TF, Sullivan JE et al. (1978) Flutamide therapy for carcinoma of the prostate. South Med J 71:798–801
Bailar JC, Louis TA, Lavori PW et al. (1984) Studies without internal controls. N Engl J Med 311:156–162
Begg CB, Berlin JA (1989) Publication bias and dissemination of clinical research. J Natl Cancer Inst 81:107–115
Bertagna C, de Gery A, Hucher M et al. (1991) Efficacy of the combination of anandron with orchiectomy in stage D prostate cancer. Review of 7 studies including 1151 patients. 1st International congress of the Dutch Urological Association, Rotterdam, 9.–13. October 1991, Abstract S. 55
Blackard CE, Doe RP, Mellinger GT et al. (1970) Incidence of cardiovascular disease and death in patients receiving diethylstilbestrol for carcinoma of the prostate. Cancer 26:249–256
Byar DP (1973) VACURG studies of cancer of the prostate. Cancer 32:1126–1130

Chalmers TC, Lau J (1992) Meta-analysis of randomized control trials applied to cancer therapy. In: De Vita VT Jr, Hellman S, Rosenberg SA (eds) Important advances in oncology. Lippincott, Philadelphia, pp 235–241

Crawford ED (1989) Derzeitige Konzepte in der Behandlung des fortgeschrittenen Prostatakarzinoms und Zwischenbericht über die Phase-III-Studie Leuprorelin plus Plazebo vs Leuprorelin plus Flutamid der SWOG 84. In: Altwein JE, Bartsch G (Hrsg) Therapie des fortgeschrittenen Prostatakarzinoms. PMI-Verlag, Frankfurt, S 46–65

Enghofer E, Maier-Lenz H, Nagel GA et al. (1992) Empfehlungen der Deutschen Krebsgesellschaft zur Ausstattung von klinischen Einrichtungen für Phase-I- und -IIa-Medikamenten-Prüfungen in der Onkologie. Onkologie 15:58–64

Gladigau V (1990) Logistik multizentrischer Prüfungen. In: Witte PU, Schenk J, Schwarz JA et al. (Hrsg) Ordnungsgemäße klinische Prüfung – Good Clinical Practice, 3. Aufl. Habrich, Fürth, S 213–237

Gross R (1990) Randomisation, Konsens und persönliche Verantwortung. Dtsch Ärztebl 87:922–924

Hellman S, Hellman DS (1991) Of mice but not men – problems of the randomized clinical trial. N Engl J Med 324:1585–1589

Hodges CV, Pearse HD, Stille R (1979) Radical prostatectomy for carcinoma: 30-year experience and 15-year survival. J Urol 122:180–182

Iversen P, Wolf H, Huidt et al. (1989) Zoladex plus flutamide vs orchiectomy in the treatment of advanced prostatic cancer. J Urol 141:348A

Jacobo E, Schmidt JD, Weinstein SH et al. (1976) Comparison of flutamide (Sch-13521) and diethylstilbestrol in untreated advanced prostatic cancer. Urology 8:231–233

Bundesverband der Pharmazeutischen Industrie e. V. (Hrsg) (1991) Klinische Arzneimittelprüfungen in der EG. Editio Cantor, Aulendorf

Labrie F, Dupont A, Belanger A et al. (1986) Combined treatment with flutamide and surgical or medical (LHRH agonist) castration in metastatic prostatic cancer. Lancet I: 48–49

Leitenberger A, Altwein JE, Faul P (1992) Goserelinacetat beim Prostatakarzinom. Arzneimitteltherapie 10:211–217

Ochiai K, Takeuchi H (1973) Some considerations on rationale for antiandrogenic treatment of advanced prostatic carcinoma. Proc 16th Congress of the SIU, vol 2. D SIU, Paris, S 256–263

O'Connell MJ (1992) Is hepatic infusion of chemotherapy effective treatment for liver metastases? No! In: De Vita VT Jr, Hellman S, Rosenberg SA (eds) Important advances in oncology. Lippincott, Philadelphia, pp 229–234

Olschewski M, Scheurlen H (1985) Comprehensive cohort study: an alternative to randomized consent design in a breast preservation trial. Methods Inf Med 24:131–134

Passamani E (1991) Clinical trials – Are they ethical? N Engl J Med 324:1589–1592

Sacks H, Chalmers TC, Smith H Jr (1982) Randomized versus historical controls for clinical trials. Am J Med 72:233–240

Sauerbrei W, Schmoor C, Schumacher M (1991) Zur Bewertung von Therapiestudien beim Mammakarzinom. Onkologie 14:303–312

Zelen M (1979) A new design for randomized clinical trials. N Engl J Med 300:1242–1245

Diskussion

R. NAGEL: Die Mellinger-Studie ist ja viel kritisiert worden, und ich habe mir vor über 20 Jahren an ihr auch publizistisch die Zähne gewetzt. Letztendlich hat sie dann, nachdem sie immer wieder hin- und hergewendet und angegriffen worden war, ergeben, daß man durch eine Behandlung die Zeit bis zur Progression wohl hinausschieben kann und damit doch ein Stück mehr an Lebensqualität, nicht Überlebenszeit, gewinnt, Dazu mußten allerdings fast 20 Jahre vergehen.

J. E. ALTWEIN: Ja, es ist ganz erstaunlich, daß diese Mellinger-Studie, die immer noch nach 25 Jahren zitiert wird, quasi die erste langlaufende prospektive Studie beim Prostatakarzinom war und das bis heute noch ist. Das EORTC-Protokoll, verzögerte versus sofortige Androgendeprivation von Studer, geht auf diese Studie zurück. Man muß sich einmal überlegen, wie lange das gedauert hat. Eines wollte ich Ihnen gern vermitteln: Wenn Sie sich an einer Studie beteiligen, dann sollten Sie wirklich bestimmte Voraussetzungen bei der Studienplanung fordern, und Sie sollten sicherstellen, wer dabei mitmacht. Wenn Sie sich die Mitteilung der Deutschen Gesellschaft für Urologie in dem Artikel von Herrn Rübben anschauen, wie viele Studien in Deutschland aufgelegt und nie abgeschlossen wurden, dann ist das geradezu traurig. Es gibt auch zur adjuvanten Therapie des Prostatakarzinoms das unvollendete Protokoll des National Prostatic Cancer Projects 900, bei dem man mit minimalen Patientenzahlen in einer endlos langen Rekrutierungsphase von 1980 bis 1986 nie zu einem abschließenden Ergebnis kommen kann.

M. WIRTH: Ich finde es wirklich sehr verdienstvoll, daß dieser Vortrag gehalten wurde. Eine Arbeit sollten wir hier noch erwähnen, weil über sie so viel in der Vergangenheit geredet worden ist, und zwar die Madsen-Arbeit. 200 Patienten sollten aufgenommen werden, 112 von nur 143 aufgenommenen Patienten waren dann auswertbar. Das hat zu einer solchen Ungleichgewichtung in den Stratifikationsarmen „radikale Prostatektomie" versus „ohne Behandlung" geführt, daß in die Gruppe der radikal Prostatektomierten fast alle Patienten eingeschlossen waren, die ein sehr schlechtes Grading hatten. Zusätzlich ist auch das Design der Studie zu kritisieren: Es wurden, obwohl das Skelettszintigramm schon damals verfügbar war und man eine Lymphadenektomie machen konnte, beide gar nicht in dieses Therapiekonzept mit eingeschlossen. Das heißt, auch in dieser Studie sind schwere Fehlerquellen enthalten, und leider werden solche Arbeiten immer wieder vorgestellt, als würden sie beweisen, daß die radikale Prostatektomie schlechter ist als, oder gleich gut ist wie gar nichts zu tun. Ich glaube, es ist außerordentlich wichtig, daß wir Studien immer kritisch hinterfragen, damit solche Dinge sofort geklärt werden können.

R. Nagel: Wenn ich zu diesem Problem noch eine Anmerkung machen darf, muß ich feststellen, daß es aber auch sehr schwierig ist, in den Arbeiten selbst mögliche Fehlerquellen zu erkennen,und so ging es mir mit der Mellinger-Studie. Ich bin mit den Zahlen zu den Statistikern von Schering gegangen, die mir 1969 ganz klar bestätigten, daß die Studie statistisch einwandfrei sei. Damals bereits war mir aufgrund meiner Erfahrung klar, daß mit einem Placebo einfach nicht die besseren Ergebnisse zu erreichen sind, die Prämissen also falsch sein mußten. Und das hat sich ja dann im Laufe von 5 Jahren voll bestätigt.

E. J. Zingg: Herr Altwein, ein etwas heikles Thema haben Sie nicht angesprochen. Gibt es eigentlich Untersuchungen, wie sich die finanziellen Entschädigungen auf den Abschluß von Studien und deren Resultate auswirken? Ich kann mich nur erinnern, daß in einer Diskussion im New England Journal of Medicine die Studienleiter zum Beispiel alle Aktien der entsprechenden Firmen abstoßen mußten.

J. E. Altwein: Das ist ein außerordentlich problematisches Thema, ein Thema, was schon fast in die Richtung geht, daß man zum Vorzeigen von Ergebnissen die Ratten bemalt hat und daß auch Ergebnisse richtiggehend manipuliert wurden. Wenn es so ist, daß praktisch das finanzielle Interesse so stark im Vordergrund steht, dann wird es sehr problematisch. Bedenkt man dann noch, daß beispielsweise auf der Basis der Crawford-Studien-Publikation im New England Journal of Medicine der Umsatz der dort angesprochenen Produkte weltweit in die Höhe schnellte, und zwar in Bereiche, die nicht mehr in Millionen Dollar auszudrücken waren, dann überrascht einen überhaupt nichts mehr. Das ist also ein ganz großes Problem, und ich kann eigentlich nur in diesem Kreise aufgreifen, was Herr Zingg gerade angesprochen hat: Man sollte versuchen, sich möglichst neutral und unabhängig zu halten. Das ist für uns eine absolute Verpflichtung.

R. Ackermann: Ich darf in diesem Zusammenhang vielleicht erwähnen, daß die AUA in der Zwischenzeit dazu übergegangen ist, daß der Autor bei Einsenden des Abstracts anzeigen muß, ob eine Studie durch einen Hersteller von Pharmapräparaten oder medizinisch-technischen Geräten unterstützt wurde. Und wir müssen uns das natürlich überlegen, ob wir nicht in naher Zukunft in ähnlicher Weise vorgehen müssen. Ich bin gerade aus Genua zurückgekommen, wo das Programm des Europäischen Urologen-Kongresses für 1992 gemacht wurde. Es gab ungefähr 150 Abstracts zum Thema „Thermotherapie des Prostataadenoms". Es ist mit sämtlichen Maschinen, die Sie sich überhaupt nur vorstellen können – es ist ja wirklich ein Jahrhundertmarkt – gearbeitet worden. Wenn man sich nun das anschaut, was zur Publikation eingereicht war, dann hat man ernste Zweifel, ob das wirklich sauber analysiert und untersucht worden ist, was dann in den Abstracts präsentiert wurde. Ich denke mir, die Lösung, daß nur veröffentlicht wird, wenn ein Drittmittelsponsor vorhanden ist, wäre eine saubere Lösung und würde, glaube ich, auch die Dinge in einen normalen Bereich rücken. Die seriösen Firmen werden davon nicht tangiert, weil sie ohnehin von vornherein ihre Dinge sauber kontrolliert haben. Ich glaube, man darf ruhig hier im Saal einmal laut sagen, daß die Firma Schering dazu gehört. Und die anderen, die diese Prinzipien nicht einhalten, bei denen ist es halt zwingend erforderlich, daß man eine solche Vorgehensweise wählt.

R. NAGEL: Vielen Dank, Rolf, für diese wichtige Bemerkung.

Ich glaube, so ganz recht können wir uns nicht vorstellen, welche Summen bei diesen Studien bewegt werden. Man tut sich ja überhaupt sehr schwer mit Studien, auch wenn kein Geld fließt. Beim Prostatakarzinom haben wir schon vor 10 Jahren mit zahlreichen Klinikern zusammengesessen, um eine Randomisierung zustande zu bringen, die damals sogar schon durch eine Ethikkommission begutachtet werden mußte. Und bei diesen Sitzungen zeigte sich, wie schwierig es ist, ein gutes Protokoll für eine Randomisierung zu erstellen.

J. E. ALTWEIN: Das Thema Randomisierung ist in der Tat ein sehr heißes Thema, wenn ich nur daran erinnern darf, wie Herr Fabricius, der sehr verdienstvoll die Hyperthermie geprüft hat, seine Patienten darüber vorher aufklären mußte, ob das Gerät eingeschaltet war oder nicht. Das zeigt, wie schwierig so etwas ist, und es fragt sich sehr, ob Sie bereit wären, Ihre Prostata mit einem kalten Thermotherapiegerät behandeln zu lassen, um an einer solchen Studie teilzunehmen.

7 Die Strahlentherapie beim Prostatakarzinom

H. ERNST

Die Therapie des Prostatakarzinoms – sei es mit kurativer oder sei es mit palliativer Zielsetzung – ist umstritten. Die American Cancer Society konstatiert 1989: *The optimal management of men with prostatic carcinoma remains still controversial.*

Radikaloperationen in mehreren Modifikationen, Strahlentherapie perkutan oder als Brachytherapie und auch die medikamentöse Therapie können unter Berücksichtigung der verschiedenen pathologisch-anatomischen und histopathologischen Gegebenheiten, aber auch unter Berücksichtigung von Alter und Lebenssituation des Patienten alternativ oder kombiniert eingesetzt werden (stadien-, risiko-, altersadaptierte, individuelle Therapie).

Leider fehlen die großen prospektiven Studien, um individuelle Therapieentscheidungen auf wirklich gesicherter Grundlage zu treffen. Es ist derzeit immer noch so, daß sich für nahezu jede Behandlungsstrategie auch Bestätigungen im Weltschrifttum finden lassen.

7.1 Kurative Therapie

Wir verstehen unter:

Operation
Anerkannte radikale Operationstechniken
einschl. nervenschonender Operation
nach
diagnostischer Lymphadenektomie

Strahlentherapie
Fraktionierte Hochvolttherapie
nach CT-Planung
oder Brachytherapie
(nach diagnostischer Lymphadenektomie)

Wird die Strahlentherapie ohne vorherige operative oder laparoskopische Lymphadenektomie durchgeführt – was bei negativem CT und Kontraindikationen gegen Operation oder Narkose durchaus vertretbar ist –, sind die Gruppen nicht vergleichbar. Als Folge der Entdeckung von Lymphknotenmetastasen, deren Größe unterhalb des Auflösungsvermögens der bildgebenden Verfahren liegt, kommt es zu einer Stadienverschiebung und damit Verfälschung der Ergebnisse zu Ungunsten des nicht operierten Kollektivs.

Der Anteil der mit kurativer Zielsetzung zu behandelnden Patienten liegt je nach Krankengut zwischen 7% und 30%.

Was soll bei dieser Gruppe der potentiell heilbaren Patienten erreicht werden?

1. Entweder die Angleichung der Lebenserwartung und Lebensqualität an gesunde, gleichaltrige Personen bei Tumorfreiheit, oder (eigentlich gleichwertig)
2. die Angleichung der Lebenserwartung und Lebensqualität an eine „peer group" ohne sichere Tumorfreiheit.

Die Ergebnisse der prospektiven randomisierten Studie von Paulson et al. (1982) einerseits und der retrospektiven Langzeitanalyse von Bagshaw et al. (1990) und z. B. Hanks (1991) andererseits widersprechen sich vollständig. Während Paulson und Mitarbeiter glauben, eine Überlegenheit der operativen Verfahren bewiesen zu haben, entsprechen die Ergebnisse von Hanks bei perkutan bestrahlten T2a-Tumoren mit unbekanntem Nodalstatus hinsichtlich der 15-Jahres-Überlebensrate denen nach radikaler Prostatektomie. Bei T2b-Tumoren sind die Ergebnisse nach 15 Jahren in der Strahlentherapiegruppe sogar besser. (Die Paulson-Studie wurde allerdings nachträglich von Studienmitarbeitern in Frage gestellt (Byhardt et al. 1983.)

Bagshaw berichtete im November 1990 (Bagshaw et al. 1990) über 15-Jahres-Resultate nach Strahlentherapie: Die Überlebenszeit der A-Stadien verhält sich wie die einer „age matched peer group", die der B-Stadien liegt nur 5% darunter. Beim Vergleich von Radikaloperation versus Strahlentherapie sind bei den B1-Stadien keine Differenzen hinsichtlich der 15-Jahres-Überlebensrate erkennbar (Abb. 7.1). Selbst in den C-Stadien überleben nach Strahlentherapie noch 35% der Patienten 15 Jahre (Abb. 7.2).

Ich möchte es vermeiden, die wirklich zahllosen Publikationen über Behandlungsresultate von Operation und/oder Bestrahlung mit und ohne Lymphadenektomie, in der Regel gemessen entweder an der Lebenserwartung oder der Tumorfreiheit, seltener an der Lebensqualität, aufzuzeigen. Bei aller Widersprüchlichkeit der Ergebnisse, deren Aussagekraft natürlich begrenzt ist, da es sich durchweg um retrospektive Analysen handelt, kann man wohl von weitgehender Gleichwertigkeit der kurativen Therapieverfahren bezüglich der Lebenserwartung und wohl auch der Lebensqualität ausgehen. Hinsichtlich der (bioptischen und biochemischen) Tumorfreiheit ist offenbar die Operation überlegen. Dies macht sich jedoch statistisch weder in der Lebenserwartung noch der resultierenden Lebensqualität bemerkbar.

Betrachten wir daher als mögliches Entscheidungskriterium die *Risiken und Therapiefolgen* der beiden Verfahren:

Für die Operation: allgemeine Narkose- und OP-Risiken, postoperative Risiken (z. B. Embolie) und als Therapiefolgen Inkontinenz, Impotenz, Strikturen,

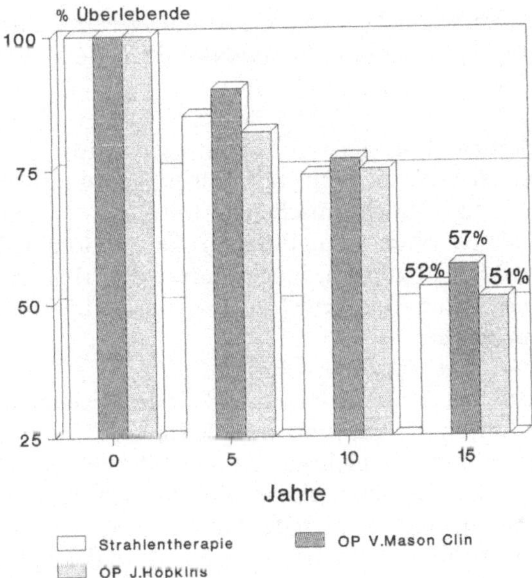

Abb. 7.1. Vergleich der Überlebensraten nach Radikaloperation versus Strahlentherapie bei Prostatakarzinomen im Stadium T2a (B1). (Modif. nach Bagshaw et al. 1990)

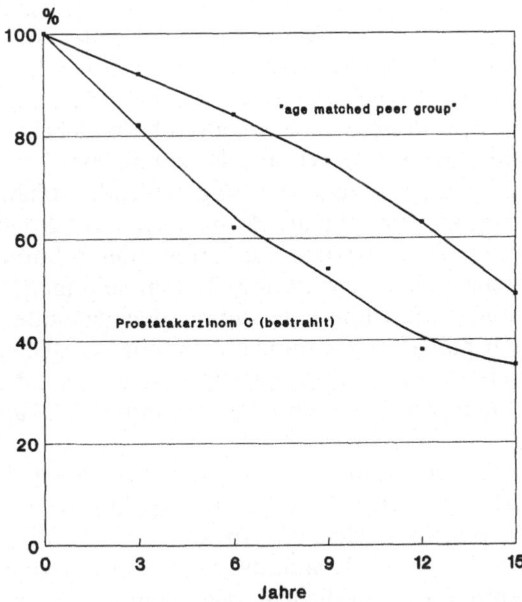

Abb. 7.2. Überlebensraten nach definitiver Strahlentherapie beim Prostatakarzinom im Stadium C. (Modif. nach Bagshaw et al. 1990)

Fisteln usw. in unterschiedlicher, vom Operationsverfahren abhängiger Häufigkeit. Insgesamt gilt die radikale Prostatektomie heute als relativ komplikationsarmes Verfahren.

Für die Strahlentherapie: In erster Linie Proktitis, Zystitis, Inkontinenz, weniger häufig Impotenz und als mögliche Spätfolgen Schrumpfblase, Darmstenosen bis hin zum Ileus bzw. zur chronischen Peritonitis. Von einer hochdosierten Strahlentherapie ist abzuraten, wenn durch größere abdominelle Voroperationen das Risiko von Schädigungen, insbesondere des (fixierten) Dünndarms, erhöht ist. Auch eine vorangegangene transperitoneale Lymphadenektomie ist als Risikofaktor anzusehen.

Es ist sicher möglich, bei der Unterschiedlichkeit der Risiken und Therapiefolgen der beiden Verfahren Risikogruppen zu definieren, eine Aufgabe, die Urologen und Radioonkologen gemeinsam in Angriff nehmen sollten. Die Entscheidung „Operation oder Bestrahlung" könnte sich dann an individuellen Fakten, an der persönlichen Situation des Patienten, an dessen Ansprüchen an „Lebensqualität" usw. orientieren. Der Patient soll an der Entscheidung beteiligt werden. Individuell orientierte Therapiestrategien sind ja in anderen Fachdisziplinen üblich: Laryngektomie versus Bestrahlung beim Larynxkarzinom, kombinierte brusterhaltende Therapie des Mammakarzinoms versus Mastektomie oder Strahlentherapie des Kollumkarzinoms versus Radikaloperation. Die Aufklärung über bestehende Behandlungsalternativen ist ärztliche Pflicht!
Eine primär palliative (z. B. hormonelle) Therapie potentiell kurabler Patienten ist (jedenfalls aus strahlentherapeutischer Sicht) eigentlich nur in hohem Lebensalter indiziert, wenn nämlich Symptomfreiheit für den noch bevorstehenden, sehr begrenzten Lebensabschnitt erwartet werden darf. Aber auch hier sollte zunächst die Möglichkeit einer Strahlentherapie mit kurativer Zielsetzung geprüft werden. Bessere Lebensqualität besonders im Hinblick auf die psychische Situation, keine Kastration oder zumindest deren Aufschub, höhere Wahrscheinlichkeit der Potenzerhaltung, fehlende Abhängigkeit von Medikamenten, fehlende kardiovaskuläre Probleme müssen gegen die Risiken der Strahlentherapie abgewogen werden, auch wenn deren kurativer Aspekt bei altersbedingt geringer Lebenserwartung sekundär sein mag.
Wenn Operation, Strahlentherapie und mit den genannten Einschränkungen auch die primär palliative Therapie miteinander verglichen werden, müssen nicht nur gleiche Ausgangsbedingungen bestehen, sondern auch strenge Maßstäbe an die Therapiequalität und die Konstanz der Qualität gestellt werden.
Häufig genug werden nämlich, insbesondere bei retrospektiven Therapievergleichen, operative Verfahren, an die höchste Ansprüche hinsichtlich der operativen Technik gestellt werden, oder medikamentöse Strategien, bei denen Dosis, Applikationsform und Behandlungsdauer ganz genau festgelegt sind, mit einer Strahlentherapie verglichen, die allenfalls durch eine sog. Gesamtdosis (z. B. 60 Gy) gekennzeichnet ist. Weitere Angaben über entscheidende Parameter, wie die zeitliche und besonders die räumliche Dosisvertei-

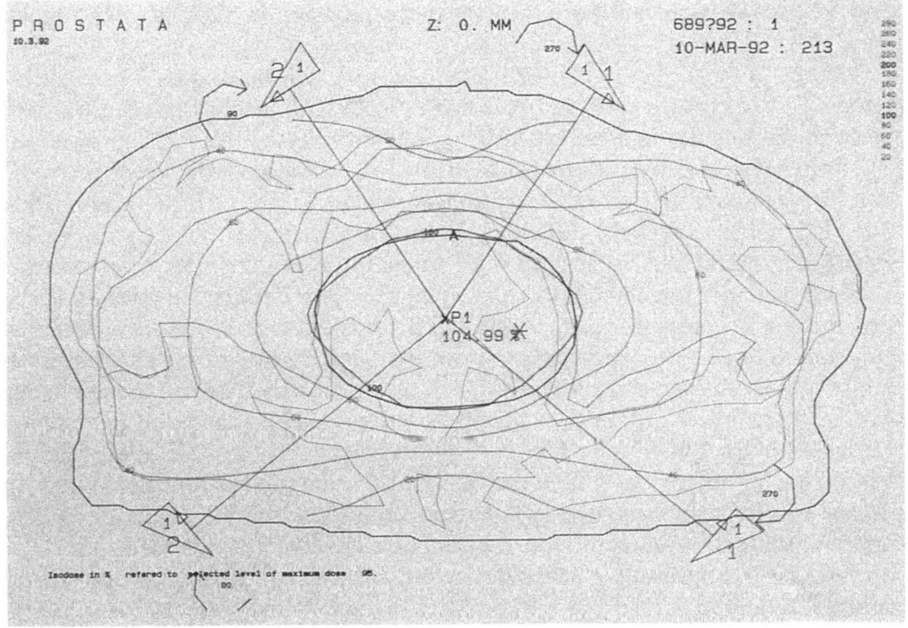

Abb. 7.3. Dosisverteilung bei Bestrahlung der Prostata und eines „Sicherheitssaumes" (radioonkologisches Zielvolumen) mit 18 MV Röntgenstrahlen eines Linearbeschleunigers

lung und damit über die Qualität der Bestrahlung, fehlen meist. Der Erfolg der Strahlentherapie und das Ausmaß der Nebenwirkungen bzw. der Behandlungsfolgen hängen entscheidend von der Qualität der Planung und Durchführung der Radiatio ab. Daher einige Anmerkungen zur strahlentherapeutischen Technik: Erster und wichtiger Schritt ist die Auswahl und Festlegung des Zielvolumens – im Idealfall in Kooperation von Radioonkologen und Urologen.

Das *Zielvolumen* umschließt den Tumor, soweit er klinisch und mit bildgebenden Verfahren (CT, Sonographie) festgelegt werden kann, und darüber hinaus einen Bereich, der möglicherweise („präklinisch", „okkult") Tumorzellen enthält. Dieses Zielvolumen muß möglichst homogen, d. h. mit nur geringer Variation der Dosis nach oben bzw. unten bestrahlt werden (Abb. 7.3). Schon Unterdosierungen von nur 10% führen zu einem Anstieg der Rezidivquote, Dosisspitzen zur Häufung von Komplikationen.

Sog. *Risikobereiche*, besonders Darm und Blase, müssen geschont werden, sollen also eine möglichst geringe Strahlendosis erhalten. Diese Aufgabe ist bei unmittelbarer Nähe von Tumor und Risikobereich nur durch subtile Bestrahlungsplanung lösbar.

Die *Fraktionierung* der Strahlendosis, die zeitliche Dosisverteilung, muß so gewählt werden, daß die Wirkungen auf das Tumorgewebe letal, die Neben-

und Spätwirkungen auf das Normalgewebe dagegen so niedrig wie möglich sind.

Durch entsprechende *Begleitbehandlung* sollen insbesondere Harnwegsinfekte und Proktitiden während und nach der Bestrahlung vermieden werden. Sie sind die Quelle für Spätfolgen, wie Schrumpfblase oder Rektumstenose.

Eine Sonderform der (kurativen) Strahlentherapie stellt die *Brachytherapie* dar. Das Zielvolumen wird dabei mit radioaktiven Drähten, Drahtabschnitten oder Körnchen („seeds") möglichst homogen „gespickt". Die Spickung erfolgt nach operativer Freilegung oder transkutan. Bei der sog. Afterloading-Technik werden zunächst inaktive Hohlnadeln vom Damm her parallel in die Prostataregion eingestochen, in die dann ferngesteuert radioaktive Quellen eingebracht und motorisch so bewegt werden, daß die angestrebte Dosisverteilung im Zielvolumen erreicht wird. Der Vorteil der Brachytherapie liegt in der Möglichkeit, hohe Lokaldosen zu applizieren, gleichzeitig durch den steilen Dosisabfall zur Umgebung hin das Risikogewebe zu schonen. Trotz geometrisch gleichmäßiger Verteilung der Radioaktivitätsquellen resultieren aber in deren unmittelbarer Umgebung Dosisspitzen und dazwischen Dosistäler, d. h. unerwünschte Inhomogenitäten. Tatsächlich ist dementsprechend das Rezidivrisiko höher, während andererseits die Bestrahlungsfolgen geringer sind (Batata et al. 1984).

Dem Afterloading-Verfahren vergleichbare Dosiskonzentrationen, jedoch mit sehr homogener Dosisverteilung, sind heute mittels computergestützter Planung auch bei perkutaner Bestrahlung realisierbar. Gelegentlich werden Spickungen, z. B. mit Radiojod-Seeds, auch intraoperativ zur selektiven Bestrahlung von Resttumoren vorgenommen.

7.2 Adjuvante Strahlentherapie

Es liegt auf der Hand, Verfahren mit kurativer Wirkung zu kombinieren, um so bessere Resultate zu erzielen. Bei unsicherer operativer Radikalität soll z. B. eine „Sicherheitsbestrahlung" die lokale Tumorkontrolle verbessern. Beim Rektumkarzinom senkt z. B. die postoperative Bestrahlung die Lokalrezidivrate beträchtlich. Die Frage des Nutzens einer derartigen adjuvanten Strahlentherapie wird dagegen beim Prostatakarzinom kontrovers diskutiert. Grundsätzlich muß eine bessere lokale Tumorkontrolle mit höherem Komplikationsrisiko erkauft werden. Von Carter et al. (1989) wird die adjuvante Strahlenbehandlung nach radikaler Prostatektomie und Lymphadenektomie für die C-Stadien empfohlen. Die positiven Erfahrungen basieren jedoch auf noch kleinen Patientenzahlen. Petrovic et al. (1991) aus dem gleichen Arbeitskreis empfehlen die postoperative Bestrahlung bei makroskopischen oder mikroskopischen Tumorresten in Kombination mit Zytostatika, also im Sinne einer multimodalen Therapie. Die Komplikationsrate sei gering, die Effektivität hoch. Paulson und Robertson (1990) sehen dagegen keinen Vorteil in der postoperativen Bestrahlung von Risikofällen. Also auch hier kontroverse Ansichten!

Über eine neuere Form der adjuvanten Strahlentherapie, die *intraoperative Radiotherapie (IORT)*, soll hier kurz berichtet werden, wenngleich noch keine eigenen Erfahrungen beim Prostatakarzinom vorliegen. Die Technik ist in unserem Hause bei anderen Tumorlokalisationen erprobt und scheint z. B. bei der intestinalen Form des Magenkarzinoms mit hohem Lokalrezidivrisiko nützlich zu sein. Erfahrungen beim Prostatakarzinom liegen besonders in Japan vor (Abe et al. 1989, 1991).

Noch intraoperativ werden nach erfolgter Radikaloperation Regionen mit verbliebenem oder vermutetem Tumorrest, in der Regel also das „Tumorbett", mit Elektronenstrahlen behandelt. Die Möglichkeit, strahlensensible Nachbargewebe durch Tamponade beiseite zu drängen, die Auswahl verschieden großer und verschieden geformter Tubusse und die steuerbare, energieabhängige Eindringtiefe der Elektronenstrahlung erlauben eine sehr selektive, einzeitige Bestrahlung mit hoher Strahlendosis. Die Unterbrechung der Operation und damit die Narkoseverlängerung beträgt etwa 30–40 min.

7.3 Palliative Bestrahlung

Der Prostataregion: Die palliative Bestrahlung der Prostataregion ist indiziert bei lokaler Symptomatik (insbes. bei Schmerzen, Miktionsbeschwerden, Harnstauung, Blutungen usw.), wenn Inkurabilität vorliegt oder Fernmetastasen nachgewiesen sind. Sie führt in Form der multimodalen Behandlung, d. h. in Kombination mit einer Hormon- oder Zytostatikatherapie, rascher zur Palliation als die alleinige systemische Therapie. Eine Palliativbestrahlung des Primärtumors ist ferner indiziert bei lokalem Progreß nach Operation oder hormoneller Therapie (z. B. bei Harnstauung, Schmerz durch lokale Tumorinfiltration usw.).

Von Metastasen: 65–90% der Knochenmetastasen des Prostatakarzinoms sprechen auf eine lokale Bestrahlung an. Die Schmerzreduktion wird durch Tumorreduktion und nachfolgende Reossifikation, also durch eine kausale Therapie erreicht. Durch hohe initiale Einzeldosen kann der Wirkungseintritt auf wenige Tage reduziert werden. Chirurgische Maßnahmen zur Stabilisierung sind nur dann erforderlich, wenn z. B. die Kortikalis eines Schaftknochens zu mehr als ⅔ destruiert ist oder wenn bei Wirbeldestruktion Querschnittsymptome unmittelbar drohen.

Eine Bestrahlungsindikation stellen ferner iliakale oder paraaortale Lymphknotenmetastasen dar, wenn Plexusirritationen, Harnstauungen oder venöse Stauung usw. auftreten.

7.4 Gynäkomastiebestrahlung (Prophylaxe)

Durch die Bestrahlung der Brustdrüsen mit 10–20 Gy kann die Gynäkomastie als Folge der Hormontherapie verhindert oder zumindest deren Ausprägung vermindert werden. Hierzu haben u. a. Zingg u. Heinzel (1968) sowie aus unserem Arbeitskreis Rost, Brosig und Rühl (1977) Ergebnisse vorgelegt. Bei schon manifester Gynäkomastie ist die Bestrahlung hinsichtlich des kosmetischen Effekts nur noch wenig wirksam, sie kann aber Schmerzen bzw. Berührungsempfindlichkeit der vergrößerten Mammae reduzieren.

Schlußbemerkung

Alle 3 „Säulen" der Onkologie sind an der Kurativ- und Palliativtherapie des Prostatakarzinoms maßgeblich beteiligt, besitzen entweder feste Indikationen, stellen Behandlungsalternativen dar oder können kombiniert eingesetzt werden.

Ich glaube, daß es eine vordringliche Aufgabe der nächsten Jahre sein muß, Behandlungsstrategien zu definieren, die an die vielen unterschiedlichen, ebenfalls noch genau zu definierenden Patientengruppen hinsichtlich Nutzen und Risiko adaptiert sind.

Literatur

Abe M, Takahashi M, Shibamoto Y, Ono K (1989) Application of intraoperative radiation therapy to refractory cancers. Ann Radiol (Paris) 32(6): 493–494

Abe M, Takahashi M, Shibamoto Y, Ono K (1991) Intraoperative radiation therapy for prostatic cancer. Front Radiat Ther Oncol 25:317–321

Amdur RJ, Parsons JT, Fitzgerald LT, Million RR (1990) The effect of overall treatment time on local control in patients with adenocarcinoma of the prostate treated with radiation therapy. Int J Radiat Oncol Biol Phys 19(6):1377–1382

Bagshaw MA, Cox RS, Ramback JE (1990) Radiation therapy for localized prostate cancer. Justification by long term follow up. Urol Clin North Am 17/4:787–802

Batata MA, Hilaris BS, Chu FHC, He S, Genest P, Jain P, Whitmore WF (1984) External beam vs brachytherapy in localized prostatic cancer. Int J Radiat Oncol Biol Phys 10 [Suppl] 2:116

Byhardt RW, Greenlaw RH, Jensen R, Nag S, Roswit B, Stephani S, Woodward K (1983) J Urol 130:1206

Carter GE, Lieskovsky G, Skinner DG, Petrovich Z (1989) Results of local and/or systemic adjuvant therapy in the management of pathological stage C or D1 prostate cancer following radical prostatectomy. J Urol 142/5:1266–1270

Crawford ED, (ed) Current genitourinary cancer surgery. Philadelphia, Lea and Febiger, 147–211

Hanks GE (1991) Radiotherapy or surgery for prostate cancer. Acta Oncol 30/2:231–237

Paulson DF, Lin GH, Hinshaw W, Stephani, The Uro-Oncology Research Group (1982) Radical surgery vs radiotherapy for adenocarcinoma of the prostate. J Urol 128:502–504

Paulson DF, Moul JW, Robertson GE, Walther PJ (1990) Postoperative radiotherapy of the prostate for patients undergoing radical prostatectomy with positive margins, seminal vesicle involvement and/or penetration through the capsule. J Urol 143/6:1178–1182
Petrowich Z, Lieskowsky G, Langholz B, Luxton G, Jozsef G, Skinner DG (1991) Radiotherapy following radical prostatectomy in patients with adenocarcinoma of the prostate. Int J Radiat Oncol Biol Phys 21/4:949–954
Rost A, Brosig W, Rühl U (1977) Bestrahlung zur Gynäkomastieprophylaxe vor Östrogentherapie beim Prostatakarzinom. Urologe [A] 16:83–87
Zingg E, Heinzel F (1968) Verhütung der Gynäkomastie beim hormonbehandelten Prostatakarzinom durch Röntgenbestrahlung der Mamille (Mamma virilis). Urologe 7:96–98

Diskussion

W. Ludvik: Haben Sie eine Korrelation zwischen Häufigkeit und Schwere der Nebenwirkungen und höherem Alter des Patienten festgestellt?

H. Ernst: Die Korrelation zwischen höherem Lebensalter und Schwere der Nebenerscheinungen ist zweifellos vorhanden, aber sie ist wohl nicht durch das Lebensalter bedingt, sondern durch die im höheren Lebensalter häufigere Tatsache, daß Voroperationen erfolgt sind und/oder chronische Harnwegsinfekte und andere Dinge vorliegen. Wenn man bei alten Patienten – wir haben überwiegend ein Krankengut mit alten Patienten – sehr sorgfältig die Begleitbehandlung durchführt und darauf achtet, daß keine Voroperationen mit Fixierung des Dünndarms vorhanden sind, glaube ich, ist die Strahlentherapie absolut vergleichbar und hat keine Einschränkungen.

R. Ackermann: Herr Kollege Ernst, Sie haben mit Recht darauf hingewiesen, daß Strahlenbehandlung nicht gleich Strahlenbehandlung ist. Nun sind wir Urologen diesbezüglich nicht besonders gut informiert. Was ist jetzt die beste Strahlenbehandlung? Gibt es sie überhaupt, und wenn ja, wie sieht diese dann aus? Denn ich möchte natürlich sichergehen, wenn ich einen Patienten an eine Institution überweise, daß er die beste Bestrahlung bekommt. Können Sie sich vorstellen, daß die Tumorpersistenzraten nach Strahlenbehandlungen in einem direkten Bezug zur Strahlenbehandlungsart stehen? Ich habe mich der Mühe unterzogen und vor einiger Zeit die Biopsieergebnisse nach einem Jahr zusammengetragen: Die Tumorpersistenz lag zwischen 0% bei Bagshaw bis 100% bei anderen, und das macht mich natürlich nicht nur nicht froh, sondern außerordentlich stutzig, weil ich bei diesen Zahlen dem Patienten ein Behandlungsverfahren vorschlage, dessen Erfolg und Ausgang ich letzten Endes überhaupt nicht beurteilen kann. Vielleicht könnten Sie das einmal ansprechen.

H. Ernst: Ich kann mir nicht vorstellen, daß so starke Unterschiede durch eine unterschiedliche Qualität der Strahlenbehandlung bedingt sind, ich weiß aber auch nicht, woran es liegt. Sie können die Qualität einer Strahlenbehandlung, die sicher ganz entscheidenden Einfluß auf die Therapieergebnisse und vor allem auf die Nebenerscheinungen hat, ganz einfach daran messen, indem Sie Ihren Strahlentherapeuten bitten, nicht nur die Dosis zu benennen, sondern zu sagen, wie hoch die Dosishomogenität ist und ob es in diesem Zielvolumen Schwankungen von mehr als 10% nach oben und unten gibt. 10% nach unten bedeutet 10% mehr Resttumor oder Rezidivtumor. Also dieses Plus/Minus, diese Dosisspezifikation, ist eines der Dinge, die Sie abfragen sollten. Das andere ist die Tatsache, daß ja nicht nur von einer Dosis im Zielvolumen am Tumor gesprochen werden kann, sondern Sie müssen den Kollegen auch nach der Dosis an den Risikoorganen fragen, z. B. wie hoch die Dosis in der Blase, im Rektum, im Dünndarm usw. ist. Aus diesen Faktoren: Dosisspezifikation,

Plus-/Minus-Variation und Belastung der Risikoorgane, können Sie auf die Qualität der Bestrahlung rückschließen.

R. ACKERMANN: Bestrahlungsart: Kobalt, Cäsium, Hochvolt?

H. ERNST: Cäsium ist heute verlassen, das gehört der Vergangenheit an. Man kann etwa ⅔ aller Bestrahlungsindikationen mit Kobalt abdecken, aber Kobalt ist in der Regel schlechter als ein Teilchenbeschleuniger. Hierbei ist es nun gleich, ob das ein Kreisbeschleuniger ist, also ein Betatron, oder modernerweise ein Linearbeschleuniger. Für die intraoperative Bestrahlung brauchen Sie Elektronenstrahlung.

R. ACKERMANN: Wenn Sie Palliativbestrahlungen durchführen und den Patienten je nach Beschwerden an wechselnden Stellen bestrahlen, wieviel des Knochensystems können Sie einer Strahlenbehandlung unterziehen, wann müssen Sie damit aufhören?

H. ERNST: Ich glaube, daß die Bestrahlung der besonders schmerzhaften oder hinsichtlich der Statik gefährdeten Regionen als rasch einsetzende Schmerzpalliation und auch Stabilisierung einer späteren systemischen Behandlung vorgeschaltet werden sollte.

R ACKERMANN: Aber die erste palliative Bestrahlung kommt meistens nach der systemischen Behandlung in dem Moment, wo der Tumor hormonrefraktär ist und die Schmerzzustände beginnen, und dann kommt die zweite Bestrahlung. Wie ist dabei die Knochenmarktoleranzgrenze?

H. ERNST: Ich kenne darüber keine Zahlen, aber das hängt auch von der Dosisfraktionierung ab. Ich habe Patienten, bei denen das halbe Skelettsystem schon palliativ bestrahlt worden ist, die keine Knochenmarkdepression bekommen haben, die zu Komplikationen hätte führen können.

R. ACKERMANN: Ich führe gegenwärtig mit einem Ihrer Kollegen einen sehr lebhaften Schriftwechsel zur Frage der Tumornachsorge. Das Problem, an dem sich die ganze Diskussion entzündet hat, war, daß der Kollege einen Patienten, der strahlentherapiert wurde, 3 Monate danach zu einer Kontrolluntersuchung einbestellt hat, wogegen nichts zu sagen ist, aber die Kontrolluntersuchung bestand nur in einer rektalen Untersuchung. Glauben Sie, daß eine rektale Untersuchung unmittelbar nach den Bestrahlungen ein Befund ist, der über das weitere Wohlergehen dieses Patienten Auskunft geben könnte?

H. ERNST: Ich möchte mit Ihnen jetzt nicht über Probleme des Verteilungskampfes diskutieren. Aber eine ganz klare Stellungnahme abseits dieser Dinge: Die Nachsorge ist natürlich eine Aufgabe des Urologen; eine Aufgabe des Klinikurologen, soweit es sich auch um Qualitätskontrolle und Verfolgung der Ergebnisse handelt, eine Aufgabe des niedergelassenen Urologen für die Langzeitbehandlung, und das müssen wir, glaube ich, akzeptieren. Der Strahlentherapeut hat in der Nachsorge nur die spezifisch strahlenbedingten und vielleicht durch ihn zu erkennenden und zu behandelnden Dinge zu machen. Die Nachsorge des Prostatakarzinoms ist eine Aufgabe des Urologen, das Statement können Sie auch vor der Kassenärztlichen Vereinigung verwenden.

J. BRAUN: Sie haben vorhin erwähnt, daß man eigentlich unterscheiden sollte, ob vorher eine Lymphadenektomie gemacht worden ist. Fordern Sie eine Lymphadenektomie und bestrahlen Sie nur die Prostata als Zielvolumen oder machen Sie auch eine Extended-field-Bestrahlung? Welche Dosis verwenden Sie dann beim „extended field"? Ich glaube, daß eine Dosis unter 60 Gy nicht sinnvoll ist, und 60 Gy können Sie wegen des Dünndarms auf ein „extended field" nicht geben. Wie sehen Sie das? Verlangen Sie grundsätzlich in jedem Fall eine Lymphadenektomie vorher?

H. ERNST: Das Verlangen ist bei mir sehr stark, aber die Erfüllung ist nur sehr gering, denn in der Regel heißt es, daß man den Patienten, den man lymphadenektomieren kann, auch gleich operieren könnte. Diese Frage ist also etwas schwierig zu beantworten. Die Lymphadenektomie wäre wünschenswert, und zwar weniger wegen der Ergebnisse, sondern wegen der Vergleichbarkeit der Ergebnisse. Ich glaube, man kann mit einer guten Computertomographie ebensogut bestrahlen, aber auch die Computertomographien sind nicht nur sehr unterschiedlich oder bringen nicht nur sehr unterschiedliche Ergebnisse durch verschiedene Geräte, sondern auch durch den Arzt, der hinter dem Gerät steht. Ich glaube, man kann nicht einfach sagen, Lymphadenektomie versus Computertomographie, sondern man muß auch Roß und Reiter nennen bei der Computertomographie, denn auch da gibt es große Unterschiede. Wir haben lange Zeit zunächst das ganze kleine Becken bestrahlt bis 40 Gy und haben uns dann auf die Prostata konzentriert, das hat in unserem Krankengut gar nichts gebracht. Wir bestrahlen heute nur die Prostata und deren unmittelbare Umgebung, alles andere ist nur theoretisch interessant, denn wenn Lymphknotenmetastasen da sind, nützen die 40 Gy, die man vielleicht auf das ganze kleine Becken geben kann, gar nichts.

W. HALBIG: Sie sagten vorhin, daß bei einer palliativen Therapie die Reihenfolge zuerst Radiatio und später Chemotherapie sei. Ich habe da etwas Verständnisschwierigkeiten: Vielleicht können Sie mir helfen. Nach einer Radiatio ist doch nach einigen Monaten das Gewebe teilweise sehr fest, es ergibt sich eine Gefäßkonstriktion, so daß die Therapie mit Medikamenten doch das vorbestrahlte Gebiet am wenigsten erreicht.

H. ERNST: Ja, das ist die Diskussion, die in der ganzen internistischen Onkologie versus Radioonkologie schwelt. Die Radioonkologen sagen, wenn man vorher internistisch-onkologisch behandelt, dann sprechen die Tumoren nicht mehr auf die Bestrahlung an. Es ist ja klar, wenn Sie die DNS-Synthese herabsetzen, dann wird die Möglichkeit, eine Zelle in der strahlensensiblen Phase zu treffen, geringer sein. Umgekehrt sagen die internistischen Onkologen, ihr verderbt die Durchblutung durch Fibrosierung, und dadurch kommen unsere Zytostatika nicht mehr an den Ort des Geschehens. Aber ich denke, das ist hier nicht gemeint. Wenn der Patient eine Wirbelmetastase hat, also Schmerzen hat oder eine Querschnittslähmung droht und eine Operation nicht indiziert ist, sollte man zunächst bestrahlen und sofort nach Abschluß dieser Bestrahlung, also vielleicht sogar noch in der hyperämischen Phase, die systemische Behandlung beginnen. Eine Fernmetastasierung ist, ich glaube, da sind wir uns einig, immer eine Indikation für eine systemische Behandlung. Nur die operative Stabilisierung eines statikgefährdeten Prozesses bringt sofortige Sicherheit und Schmerzfreiheit, die Bestrahlung innerhalb einiger Tage und die systemische Therapie braucht im allgemeinen doch Wochen.

K. PUMMER: Die Gruppe um Paulson führte Biopsien im Anschluß an Strahlentherapien durch und fand in der Photozytometrie einen Ploidie-Shift in Richtung Aneuploidie.

H. ERNST: Das halte ich für möglich, aber sollen sich daraus irgendwelche therapeutischen Konsequenzen ergeben haben?

K. PUMMER: Paulson interpretiert dieses Ergebnis dahingehend, daß er aus den Ergebnissen eher einen negativen Effekt davon ableitete. Meine Frage bezieht sich darauf, ob es nicht eher so ist, daß man DNA-Fragmente bestimmt hat, die diese Sicht vorgetäuscht haben.

H. ERNST: Das speziell kann ich nicht beantworten. Es gibt aber auch Diskussionen darüber, ob die wohl noch erkennbaren oder bioptisch erkennbaren Zellen metastasierungsfähig sind. Das sind Fragen, die sicher sehr schwer zu beantworten sind. Die Beurteilung der bestrahlten Prostata ist ja für Pathologen eine harte Nuß. Es gibt nur wenige, die das wirklich gut können.

E. J. ZINGG: Zum Fall der diffusen Knochenmetastasierung und dem hormonrefraktären Zustand zwei Fragen: Gibt es hier noch einen Platz für die Ganzkörper- und Halbkörperbestrahlung? Gibt es noch einen Platz für nuklearmedizinische Maßnahmen, Stichwort: Radiophosphor?

H. ERNST: Ich habe die letzte Behandlung mit Strontium, also mit Radionukliden, vor etwa 15 Jahren gemacht. Seitdem ist das nicht mehr als Indikation gestellt worden, und ich glaube auch nicht, daß es dafür noch eine Indikation gibt. Bezüglich der Halbkörper-, also Teilkörper- und Ganzkörperbestrahlung, wird hier von der Gruppe um Eichhorn in Berlin-Buch ab und zu einmal etwas zum Mammakarzinom publiziert. Es soll ähnliche Wirkungen haben wie eine zytostatische Behandlung. Ich habe selbst keine eigenen Erfahrungen und würde auch meinen, daß diese Therapie in dieser Situation heute eigentlich nicht mehr indiziert ist.

R. Ackermann: Ein grundsätzlicher Unterschied zwischen der operativen Behandlung und der Strahlenbehandlung besteht bei dem auf das Organ begrenzten Tumor darin, daß Sie bei der Operation mit der Entfernung des Organs den gesamten Tumor entfernen. Das ist die ideale Situation. Damit spielt für diese Patienten bei der Operation das Tumorvolumen zunächst überhaupt keine Rolle. Das ist anders bei der Strahlentherapie. Die Frage, die sich daraus ableitet, ist: Spielt das Tumorvolumen für den Behandlungserfolg bei der Strahlentherapie eine Rolle? Wenn ja, soll man dann wenigstens bei diesen Patienten, die eine Strahlentherapie bekommen, eine transurethrale Resektion machen, um das Tumorvolumen zu reduzieren? Die zweite Frage leitet sich ab aus Ihrer Bemerkung, die Sie eben gemacht haben, daß nach einer systemischen Therapie, wie auch immer, der prozentuale Anteil der in der Syntheserate befindlichen Tumorzellen geringer wird und damit das Risiko besteht, daß die Strahlenbehandlung nicht mehr so effektiv ist, wie sie das ohne systemische Therapie wäre. Wenn man das Prostatakarzinom pathohistologisch anschaut und vielleicht mit radioaktiv markiertem Thymidin einmal die verschiedenen Fraktionen im Zellzyklus anschaut, dann haben Sie wahrscheinlich 99% davon in der G0-Phase. Die nehmen gar nicht am Zellzyklus teil. Wie soll die Strahlenbehandlung dann wirken?

H. Ernst: *Frage 1*: Ein Tumor ist dann operabel, wenn es durch die Operation gelingt, alles Tumorgewebe zu entfernen, und die entstehenden Operationsdefekte müssen halt mit dem Leben vereinbar sein. Das ist die chirurgische Maxime. Die strahlentherapeutische ist die: Sie müssen eine Dosis anwenden, mit der Sie *alle* Tumorzellen irreversibel schädigen, das gesunde Gewebe nach Möglichkeit nicht. Genauso wie Sie bei der Operation weit im Gesunden operieren, muß der Strahlentherapeut einen Sicherheitssaum, in dem potentiell Tumorzellen vorhanden sind, einschließen. Und da hört eben die Selektivität auf, und bei Ihnen hört die mögliche Radikalität auf, weil Sie dann an Grenzen stoßen – denken Sie an Darmoperationen –, wo man eben nicht mehr genügend Sicherheitsabstand wählen kann. Das Tumorvolumen ist, genau wie bei der zytostatischen Therapie und bei der systemischen Therapie, ein ganz entscheidender Parameter für den Erfolg. Es ist ein allgemein strahlentherapeutisch-onkologischer Grundsatz, daß ein kleineres Tumorvolumen günstigere Voraussetzungen für die Heilung bringt. In jedem Fall führt die häufig ohnehin aus lokalen Gründen vorher durchgeführte transurethrale Resektion zur Verkleinerung des Tumorvolumens, so daß dann die strahlentherapeutischen Resultate sicher günstiger sein sollten. Ich kenne allerdings keine Studien, die das belegen.

Frage 2: Die G0-Phase ist nur eine Momentaufnahme. Die Strahlentherapie erstreckt sich deshalb über viele Wochen, um in diesem Zeitraum durch Fraktionierung Zellen in der strahlensensiblen Phase zu erreichen. Man hat ja auch versucht, diesen Zellzyklus durch bestimmte Substanzen zu synchronisieren, da man sich vorgestellt hat, daß die Zellen im Gleichschritt marschieren und dann immer in die strahlensensible Phase hineinbestrahlt werden kann. Das hat sich als Irrtum erwiesen. Aber der Unterschied besteht eben darin, daß Sie mit einer Momentaufnahme nur 10% Wachstumsfraktion oder noch weniger nachweisen, und bei einer Bestrahlung über einen langen Zeitraum eher die Chance haben, viele Zellen in dieser strahlensensiblen Phase zu erreichen.

R. ACKERMANN: Sie haben 30–35 Einzelbehandlungen bei 6000 oder 6500 Gy. Sie haben eine Wachstumsfraktion beim Prostatakarzinom, hochdifferenzierter Tumor 1%. Wie kriegen Sie das mit 35 Behandlungen hin?

H. ERNST: Theoretisch nicht, da haben Sie völlig recht, aber die Praxis zeigt, das es gehen muß. Viele letale Prozesse laufen nicht nur in der strahlensensiblen Phase, sondern auch über andere Mechanismen, das sind Prozesse, die an den Gefäßen oder am Bindegewebe angreifen. Es ist also nicht nur der Treffer in die strahlensensible Phase, der die Kurabilität ausmacht. Wenn es so wäre, wie Sie es eben sagten, dann könnte man wahrscheinlich gar keinen Tumor heilen.

M. WIRTH: Sie haben sehr schön aufgezeigt, daß das Prostatakarzinom ein heterogener Tumor ist, der wahrscheinlich aus strahlensensiblen und strahlenresistenten Zellklonen besteht, und das ist vom Biologischen her gesehen sicherlich wichtig. Die strahlenresistenten Klone werden Sie kaum erreichen. Ich würde also als Quintessenz mitnehmen, daß man, falls es möglich ist, den Tumor radikalchirurgisch entfernen sollte, da offensichtlich die radikale Entfernung des Tumors im Organ durch diese strahlenresistenten Zellklone, die Sie möglicherweise oder wahrscheinlich nicht erreichen, sicher beseitigt, und falls es nicht möglich ist, eine Strahlentherapie einleiten sollte. Würden Sie dem zustimmen?

H. ERNST: Dem würde ich weitgehend zustimmen, wenn die Ausgangssituation vergleichbar wäre. Wenn also gleiche Risiken von Operation und Bestrahlung da wären, würde ich auch diesen Weg bevorzugen. Vielleicht eins noch dazu: Die persistierende Fraktion im Tumor ist aber wahrscheinlich die höher differenzierte und die langsamer wachsende. Denn nur so ist es erklärbar, daß die Überlebenszeiten denen einer operierten oder einer Age-matched-Group gleichkommen. Also offenbar, das ist jetzt spekulativ, ist der Tumorrest, der verbleibt, der weniger aggressive.

R. NAGEL: Das ist sicherlich ganz schwer zu sagen, wenn man sich die letzten Zahlen von Bagshaw – 1990 publiziert – mit 1000 Patienten über 20 Jahre ansieht. Bagshaw gibt die 15 Jahre Überlebenszeit im Stadium T1 mit 50%, im Stadium T2 mit 37% und im Stadium T3 mit etwa 40% an. Wir haben in Deutschland diese lange radiologische Erfahrung nicht. Schon im Jahr 1983 sind in den USA 33% der Fälle im Stadium C bestrahlt worden.

H. ERNST: Es gibt neben der Studie von Bagshaw noch weitere Untersuchungen, die 13 und 14 Jahre Überlebenszeit kontrollieren.

R. ACKERMANN: Ihrer letzten Stellungnahme kann ich nicht ganz folgen. Wenn Sie die Daten anschauen von Scardino und Hohenfellner, dann sehen Sie, daß die biopsiepositiven Patienten innerhalb von 2 Jahren in 82%, zumindest bei Scardino, progredient werden, und von diesen 82% sind immerhin 80% innerhalb von 4 Jahren tot. Ich meine deshalb, daß die Idee, daß das, was nach der Bestrahlung noch den positiven Biopsiebefund liefert, die hochdifferenzierten und langsam wachsenden Tumoren sind, die auch von der Dignität her günstiger einzuschätzen sind, eine Erklärung ist, die man bei Kenntnis dieser Daten nicht so ohne weiteres nachvollziehen kann.

H. ERNST: Ich habe ja meine Aussage eben selbst als Spekulation bezeichnet. Die Tatsache, daß aber die Gesamtlebenserwartung nicht von der Gruppe abweicht, bei der bioptische Tumorfreiheit besteht, spricht eigentlich gegen das, was Sie gesagt haben. Und es gibt auch durchaus Arbeiten, ich hatte es eben schon gesagt, die behaupten, daß selbst bei positivem bioptischem Befund keine Virulenz der Tumorzellen, keine Fähigkeit zu metastasieren mehr vorliegt.

8 Schmerztherapie beim Prostatakarzinom

K. A. LEHMANN, S. GROND und D. ZECH

Nach einer Zusammenstellung von Twycross leiden 60–75% aller Patienten mit malignen urologischen Erkrankungen unter Schmerzen, die oft ganz im Vordergrund der Symptomatik stehen (Twycross u. Lack 1983). Dennoch werden – im Vergleich zur kausalen Therapie – analgetische Maßnahmen häufig vernachlässigt, so daß viele Kranke bis zu ihrem Tod stärksten Schmerz ertragen müssen (Hymes 1986). Das Ziel einer adäquaten Behandlung von Tumorpatienten darf nach heutigem Verständnis nicht nur die Verlängerung der Lebensdauer sein. Zur Erhaltung einer akzeptablen Lebensqualität ist eine gleichzeitige analgetische Versorgung unverzichtbar.

Erstaunlicherweise ist die stürmische Entwicklung der letzten 10–20 Jahre, die das Verständnis von Schmerzphänomenen grundlegend verändert hat, von vielen Ärzten immer noch nicht zur Kenntnis genommen worden. Schmerztherapie ist heute nicht mehr die eher nebensächliche Verschreibung von Analgetika, die jeder Arzt en passant erledigt, sondern ein medizinisches Spezialgebiet, das gründliche Fachkenntnisse erfordert. Mit dieser Behauptung soll nun nicht etwa den Klinikern oder Hausärzten die Fähigkeit bzw. Verpflichtung zur schmerztherapeutischen Versorgung abgesprochen werden – ganz im Gegenteil. Sie zielt aber entschieden darauf ab, daß die Empfehlungen von Experten ernst genommen werden müssen. Solange Schmerztherapie an unseren Universitäten noch nicht als Pflichtfach gelehrt wird, kann das der ärztlichen Selbstüberschätzung entspringende und auf alten Traditionen beruhende Pseudoexpertentum unseren Patienten nicht nützen, sondern führt in der Praxis zu einer sträflichen Vernachlässigung. Mit dieser ernüchternden Einschätzung verbinden wir die dringende Bitte, insbesondere bei Tumorpatienten die interdisziplinäre Zusammenarbeit mit Schmerzzentren zu suchen und deren Empfehlungen zu folgen.

8.1 Tumorschmerzen und Behandlungskonzepte

Unter *Tumorschmerzen* versteht man eine Vielzahl von akuten und chronischen Schmerzsyndromen bei Patienten, die an einer malignen Grundkrankheit leiden und sich deshalb von anderen chronischen Schmerzpatienten unterscheiden; den „Krebsschmerz" im eigentlichen Sinne gibt es nicht. Die Auswahl eines geeigneten schmerztherapeutischen Verfahrens hat dieser Situation Rechnung zu tragen; die Ergebnisse hängen deutlich von Prognose, Tumorart und -stadium, Allgemeinzustand, Therapieerwartung und verbleibender Lebensqualität ab. Operation, Chemo-, Hormon- und Strahlentherapie versuchen, direkt am pathologischen Prozeß anzugreifen, und können für unterschiedliche Zeiträume unterschiedliche Grade der Schmerzlinderung bewirken, wobei den radiologischen Maßnahmen bezüglich der Analgesie wohl die größte Bedeutung zukommt. Pharmakologisch lassen sich lokale und systemische Verfahren anwenden. Bei den erstgenannten wird versucht, eine passagere Unterbrechung schmerzleitender oder -verarbeitender Strukturen über epidurale, intrathekale oder intraventrikuläre Katheter zu erzielen. Leitungsanästhesien, chemische Neurolysen und Thermo- oder Kryoläsionen wurden erfolgreich zur Schmerztherapie am peripheren, zentralen und sympathischen Nervensystem eingesetzt.

Gemessen an der Gesamtzahl von Tumorschmerzbehandlungen spielen heute jedoch die systemischen Methoden eine ungleich größere Rolle. Gemäß den Empfehlungen der Weltgesundheitsorganisation (WHO) ist eine nicht invasive, prophylaktische Analgetikaverabreichung vorzuziehen, die den Tumorpatienten in seiner Beweglichkeit so wenig wie möglich einschränkt und ihm eine akzeptable Lebensqualität verschafft, ihm günstigenfalls also gestattet, seine üblichen Lebensgewohnheiten im Kreise der Angehörigen und in seiner Arbeitswelt beizubehalten (WHO 1986, 1990). Das im vergangenen Jahrzehnt weltweit erprobte und heute als Standardverfahren bewährte Konzept wird als *WHO-Stufenschema* („WHO ladder") bezeichnet (Abb. 8.1). Es geht davon aus, daß in Abhängigkeit vom Krankheitsbild verschiedene Stufen unterschiedlich rasch durchlaufen werden, beginnend mit antipyretisch-antiphlogistischen Analgetika (Stufe I), die bei größerer Schmerzintensität mit schwächeren (Stufe II) oder starken Opiaten (Stufe III) kombiniert werden.

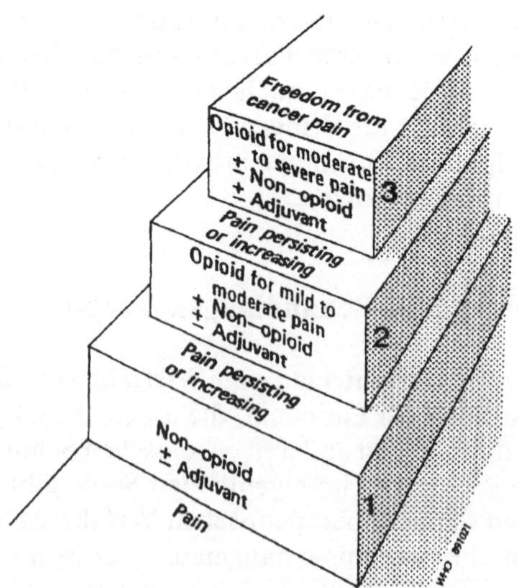

Abb. 8.1. WHO-Stufenschema zur Tumorschmerztherapie. (Aus WHO 1990)

Die meisten Erfahrungen für Opiate der Stufe III liegen derzeit für Morphin vor, das häufig in Retardform angewandt wird. Zusätzlich können auf allen Stufen sog. „Koanalgetika" (s. u.) und andere Begleitmedikamente (z. B. zur Behandlung von Obstipation, Übelkeit, Schlafstörungen usw.) notwendig werden. Das WHO-Stufenschema verlangt weiterhin, daß alle Analgetika möglichst oral in einer individuellen Dosierung appliziert werden sollen, wobei die Einhaltung eines festen Zeitschemas („by the clock") und nicht etwa die bedarfsweise Einnahme entscheidend ist, um relativ konstante Wirkstoffkonzentrationen innerhalb des therapeutischen Fensters einzuhalten. Den Patienten sind exakte Einnahmeanleitungen mitzugeben; für unvermeidliche Schmerzspitzen bei besonderen Belastungen, die unvorhersehbar unter einer solchen Therapie auftreten (sog. „breakthrough pain"), ist eine Zusatzmedikation für den Bedarfsfall zu verordnen. Eine regelmäßige Kontrolle von Wirkungen und Nebenwirkungen ist unverzichtbar. Unter dem Schlagwort „Dauerschmerz verlangt eine Dauermedikation!" gelingt es dem WHO-Stufenschema allmählich, sich auch in Deutschland in Krankenhäusern und bei niedergelassenen Ärzten durchzusetzen, wenngleich die praktische Durchführung wegen schwer ausrottbarer Vorurteile über die Risiken einer Toleranz- und Abhängigkeitsentwicklung und organisatorischer Hindernisse (BtMVV) noch längst nicht als optimal anzusehen ist. Aufgrund umfangreicher, weltweit durchgeführter Untersuchungen kann heute als sicher gelten, daß mit dem relativ einfach handzuhabenden WHO-Stufenschema bei der überwiegenden Mehrzahl von Tumorschmerzpatienten eine akzeptable Analgesie über die gesamte Krankheitsdauer möglich ist, ohne daß eine psychische Abhängigkeit im Sinne von „drug seeking behaviour" entsteht. Toleranzentwicklung kommt unter einer Dauerapplikation von Opiaten selbstverständlich (wenngleich nicht gesetzmäßig) vor, ist aber erstens schwer von einem zunehmenden Opiatbedarf bei Progression der Grundkrankheit zu trennen und zweitens nach Meinung der überwältigenden Mehrheit von Schmerztherapeuten nur extrem selten ein wirkliches therapeutisches Problem (Lehmann 1990; McQuay 1989).

Schwierigkeiten mit dem WHO-Konzept treten allerdings immer dort auf, wo Patienten aufgrund der Tumorlokalisation orale Medikamente nicht adäquat schlucken oder wegen anhaltenden Erbrechens (z. B. im Rahmen der onkologischen Behandlung) nicht bei sich behalten können. In solchen Fällen muß die Forderung nach Nichtinvasivität zwangsläufig aufgegeben werden; als invasive Alternativen standen bisher subkutane oder intravenöse Opiatinfusionsen bzw. regionalanästhesiologische Verfahren zur Verfügung. Zur sublingualen oder rektalen Langzeitbehandlung (z. B. mit Buprenorphin oder Morphin) liegen derzeit noch zu wenig bzw. widersprüchliche Erfahrungen vor, als daß sie in solchen Fällen zur Routine empfohlen werden könnten. Neuerdings steht mit der transdermalen Opiatapplikation eine nichtinvasive Methode zur Verfügung, die eine besonders hohe Patientenakzeptanz verspricht (Lehmann u. Zech 1991).

Unter den Bedingungen einer individuellen Dosisfinding für das Opiat der WHO-Stufe III (meist Morphin) sind bedrohliche Risiken bisher praktisch nicht festgestellt worden. Zu den fast unvermeidbaren Nebenwirkungen einer

Langzeittherapie mit μ-Agonisten gehört die Obstipation, die deshalb häufig mit einer Laxanzienprophylaxe angegangen werden muß. Übelkeit und Erbrechen kommen initial relativ häufig vor, ihre Inzidenz reduziert sich aber bei den meisten Patienten relativ rasch. Ganz besonders wichtig ist, daß Sedierung und Ausmaß einer Atemdepression offensichtlich in einem engen Zusammenhang mit der zugrunde liegenden Schmerzintensität stehen; ist einmal ein Gleichgewicht hergestellt, sind klinisch relevante Zwischenfälle nicht zu befürchten. In praktisch allen Literaturstellen zum Tumorschmerz, die dennoch über respiratorische Komplikationen nach ganz unterschiedlichen Opiattagesdosen berichteten, handelt es sich um Störungen des erwähnten Gleichgewichts, indem z. B. andere (lokale) schmerztherapeutische Verfahren ohne adäquate Reduktion der Opiatdosierung oder vigilanzmindernde Pharmaka angewandt wurden. Der heute unbestrittene inverse Zusammenhang zwischen einer Manifestation opiatbedingter Atemdepression und schmerzbedingter Stimulation der Formatio reticularis im Hirnstamm wird leider noch zu selten in pharmakologischen Lehrbüchern berücksichtigt, was um so bedauerlicher ist, weil in Unkenntnis dieses Sachverhalts vielen Patienten eine adäquate Schmerzlinderung vorenthalten wird.

8.2 Schmerzen beim Prostatakarzinom

Wie bei anderen Tumorlokalisationen auch entstehen Schmerzen beim Prostatakarzinom durch direkte Einwirkung des Tumors oder seiner Metastasen auf umliegende Gewebe (Infiltration, Kompression), durch die kausale Behandlung (Operation, Bestrahlung, Chemotherapie), durch typische krebsbedingte physiologische und biochemische Veränderungen des Organismus („tumorassoziierte" Schmerzen) sowie als allgemeine Folge der chronischen Erkrankung (z. B. Muskelschwäche). Daneben kommen natürlich auch tumor- und therapieunabhängige Schmerzen vor. Die Erfahrung zeigt, daß häufig mehrere Ursachen und deshalb auch verschiedene Schmerzlokalisationen vorhanden sind. Aus Tabelle 8.1 ist zu erkennen, daß sich die Schmerzprävalenz beim Prostatakarzinom mit der anderer häufiger Malignome durchaus vergleichen läßt.

Entgegen der verbreiteten Auffassung, daß Schmerzen erst in späteren Tumorstadien auftreten, zeigten Daut und Cleeland, daß bei 40–50% von Malignomen der Brust, der Ovarien, des kolorektalen Bereichs und der Prostata akute Schmerzen frühe Symptome der Erkrankung darstellen können (Daut u. Cleeland 1982).

Knochenschmerzen sind beim Mamma- und Prostatakarzinom meist die ersten Zeichen einer Fernmetastasierung. Sie können auf die eigentliche Läsion begrenzt sein, wie z. B. bei Befall der Rippen, oder sich als übertragene Schmerzen bemerkbar machen, wie z. B. als Schmerzen im Kniegelenk, wenn Hüftmetastasen vorliegen, oder als Iliosakralschmerz bei Befall des ersten Lendenwirbelkörpers. Die Knochenbeteiligung zeichnet sich meist durch lage- und bewegungsabhängige, im Verlauf in ihrer Intensität stark zunehmende Schmerzen aus; zum Entstehungsmechanismus vermutet man eine di-

Tabelle 8.1. Schmerzprävalenz bei verschiedenen Malignomen (Bonica 1990). (Angaben in %)

Lokalisation	Bereich	Mittelwert
Leukämie	5–76	54
Lymphome	10–69	58
Weichteile	50–82	60
Oropharynx	54–80	66
Urogenitaltrakt	62–100	69
Kolon und Rektum	47–95	70
ZNS	55–83	70
Prostata	*55–100*	*72*
Lunge	57–88	73
Brust	56–100	74
Uterus	40–100	75
Magen	67–93	78
Leber und Galle	65–100	79
Skelett	70–85	80
Pankreas	72–100	81
Sarkome	76–89	85
Ösophagus	80–93	87

rekte Stimulation von Nozizeptoren, deren Empfindlichkeit durch Prostaglandine und andere algetische Mediatoren gesteigert ist. Sobald die Knochenmetastasen Nervenstränge infiltrieren, kann es zu schwersten Schmerzzuständen kommen, bei denen dann neuropathische Mechanismen überwiegen. Am häufigsten finden sich Knochenmetastasen in den Wirbelkörpern, der Schädelbasis, im Becken und in den langen Röhrenknochen, gelegentlich aber auch in den Rippen, im Schulterbereich und im Sternum. Bei Befall eines Wirbelkörpers äußern die Patienten meist einen lokalisierten Druckschmerz; radikuläre Schmerzen deuten auf eine Beteiligung der Spinalwurzel. Zusätzlich beobachtet man bei Wirbelmetastasen oft reflektorische Spasmen der paraspinalen Muskeln, die eine neue, sich selbst unterhaltende Schmerzquelle darstellen.

Die zweithäufigste Ursache von Tumorschmerzen ist die Kompression und/oder Infiltration von Nerven oder Nervengeflechten. Beim Prostatakarzinom findet man oft eine Beteiligung des lumbosakralen Plexus, die durch direkte Tumorausbreitung, Metastasierung und Befall benachbarter Knochenstrukturen oder Lymphknoten erklärt wird. Die Schmerzen variieren in Abhängigkeit vom Sitz der Läsion: Eine radikuläre Symptomatik mit Ausstrahlung in die Leiste oder den vorderen Oberschenkel herrscht vor bei Befall der Segmente L1–L3, oder in den hinteren Unterschenkel und die Ferse bei Beteiligung der Segmente L5–S1. Ist der sakrale Plexus betroffen, überwiegen brennende und stechende perianale Schmerzen, gelegentlich mit Sensibilitätsverlust. Die Differentialdiagnose zwischen tumorbedingter oder einer auf eine Bestrahlung zurückzuführende Plexusschädigung ist schwierig und verlangt spezielle Kenntnisse.

Die meisten onkologischen Studien belegen, daß die kausale Tumorbehandlung (Operation, Bestrahlung, Chemotherapie) bei 55–80% der Patienten eine initiale, oftmals leider nur kurzdauernde Schmerzlinderung bewirkt. Bei Versagern wird eine palliative Schmerzbehandlung unverzichtbar (Paulson 1989), die in der Regel durch eine einfühlsame psychologische Führung ergänzt werden muß. Neben der Beseitigung von Abflußstörungen durch Katheterisierung oder Gewebsexzision sind andere wichtige Konzepte zu nennen, die sich im wesentlichen auf den metastasenbedingten Schmerz auswirken:

Bestrahlung

Die Bestrahlung von Knochenmetastasen ist eine etablierte und bewährte Methode, die von diesen Läsionen ausgehenden Schmerzen zu behandeln. Die Erfolge scheinen weder durch die zugrundeliegende Histologie noch durch das Bestrahlungsmuster beeinflußt zu werden. In der Literatur wird über eine mehr oder weniger vollständige Schmerzlinderung bei 52–73% der Patienten berichtet (Allen et al. 1976; Benson et al. 1982; Gilbert et al. 1977; Penn 1976; Pollen u. Schmidt 1979; Varga et al. 1969). Ausgedehnte Skelettbeteiligungen beim Prostatakarzinom wurden auch durch systemische Gabe von Radionukliden angegangen (Glaser et al. 1981). Nach Vorbehandlung mit Testosteron und/oder Parathormon wurde unter ^{32}P in 58% der Fälle eine teilweise bis vollständige Schmerzlinderung erzielt. Von der Hormonvorbehandlung versprach man sich eine Stimulation der Metastasen, die dann zu einer rascheren Aufnahme des Isotops führen sollte. Auch ^{89}Sr oder ^{186}Re wurden zur Bestrahlung von Knochenmetastasen mit gutem schmerzlindernden Erfolg eingesetzt (Flamm u. Burkert 1981; Lewington et al. 1991; Maxon et al. 1990); neuerdings wird ^{90}Y favorisiert. Die Wirksamkeit der Radionuklide soll bei gleichzeitigem periossalen Weichteilbefall gering sein.

Hormonbehandlung

Der Einfluß exogener Östrogene auf das Prostatakarzinom ist seit 1941 bekannt. Leider wurden nur in den seltensten Fällen Schmerzmessungen durchgeführt, so daß eine hormonelle Schmerztherapie meist auf empirischer Basis durchgeführt wird. Der multifokale Schmerz der ossären Metastasen eines Prostatakarzinoms wurde inzwischen mit einer Vielzahl von Hormonen angegangen, wobei Östrogene oder eine Orchiektomie im Vordergrund standen. Die Erfolgsquoten hinsichtlich der Schmerzlinderung schwanken zwischen 35 und 70% (Pannuti et al. 1979; Stoll 1981). Gut differenzierte Tumorformen scheinen besser anzusprechen als schlecht differenzierte. Bei einer zusätzlichen Kortikoidbehandlung werden insgesamt bessere Resultate berichtet.

Im Vergleich zur Chemotherapie wird eine Hormonbehandlung vom Patienten in der Regel besser toleriert. Unter Östrogenen ist allerdings bei Männern mit einem Haarverlust, Hodenatrophie, Gynäkomastie, Libidoverlust oder Impotenz zu rechnen. Bei Langzeitanwendung nimmt die Mortalität durch kardiovaskuläre Erkrankungen zu, was insbesondere im Anfangsstadium des Prostatakarzinoms bedacht werden muß. Diese Komplikationen treten bei einer Orchiektomie nicht auf, die ansonsten ähnliche Wirkungen wie eine Östrogenbehandlung aufweist. Verläßliche Daten zur Schmerzbeeinflussung liegen zu dieser Therapieform nicht vor. Ähnliches gilt für die noch invasiveren Verfahren einer Adrenalektomie oder gar Hypophysektomie, deren Indikation heute aus schmerztherapeutischen Gründen kaum mehr gestellt wird (Lloyd et al. 1981; Sundaresan u. DiGiacinto 1987).

Neurolysen und Neurostimulation
Regionale schmerzreduzierende Verfahren, wie die hohe perkutane Chordotomie oder chemische Neurolysen des Plexus coeliacus, des lumbalen Grenzstrangs oder der Sakralnerven 3–5 sind bei urologischen Patienten nur selten indiziert, weil sich die Schmerzlokalisationen meist nicht eignen bzw. multifokal sind. Neurostimulierende Verfahren (z. B. TENS) sind nach eigenen Erfahrungen bei den meisten Malignomschmerzen nur wenig effektiv und bestenfalls als adjuvante Therapie geeignet.

WHO-Stufenschema zur Tumorschmerztherapie
Die oben erwähnten schmerzreduzierenden Verfahren sollten nach heutigem Wissen nur dann eingesetzt werden, wenn sie effektiver oder nebenwirkungsärmer sind als die nunmehr klassisch zu nennende systemische Analgetikaabehandlung nach den Vorschlägen der WHO. Nachfolgend wird dieses Behandlungskonzept anhand eigener Erfahrungen mit 72 Patienten (9 Frauen, 63 Männer, Alter 18–81 Jahre), die wir zwischen 1983 und 1987 wegen maligner urologischer Erkrankungen schmerztherapeutisch behandelten, näher dargestellt (Grond et al. 1989). Bei 37 Patienten lag ein Tumorstadium T3–T4 vor, bei 53 waren Fernmetastasen bekannt.

Vor Beginn der Therapie wurde eine Schmerzdiagnose unter Angabe von Lokalisation, Intensität, Ätiologie und Typ der Schmerzen gestellt. Grundlage hierfür waren die Anamnese, ein standardisierter Schmerzfragebogen sowie eine allgemeine und speziell auf die Schmerzen ausgerichtete Untersuchung. Darüber hinaus wurden alle vorliegenden Befunde über die Tumorerkrankung ausgewertet. Die Schmerzlokalisationen wurden entsprechend den Vorschlägen der International Association for the Study of Pain eingeteilt (1986) (Tabelle 8.2). 36,1% der Patienten wiesen nur eine, 37,5% zwei und 26,4% sogar drei oder mehr verschiedene Schmerzlokalisationen auf.

Ätiologisch wurden folgende Schmerzursachen unterschieden (Twycross u. Lack 1983):

- tumorbedingte Schmerzen, die der Tumor selbst durch Kompression oder Infiltration verursacht,
- tumorassoziierte Schmerzen, die durch Tumorfolgen, wie Lymphödem, Dekubitus oder Herpes-Zoster-Infektion verursacht werden,
- therapiebedingte Schmerzen, die durch die Folgen der Tumortherapie, wie Polyneuropathie oder Radiofibrose, entstehen, sowie
- tumor- und therapieunabhängige Schmerzen, die in keinem Zusammenhang mit der malignen Erkrankung stehen.

Tabelle 8.3 gibt die Schmerzätiologie und eine pathophysiologische Klassifizierung der Schmerztypen (Twycross u. Lack 1983; WHO 1988) wieder. Bei 80,6% der Patienten lag nur eine Schmerzursache vor, während bei 18,1%

Tabelle 8.2. Tumordiagnose und Schmerzlokalisation bei 72 Patienten mit malignen urologischen Erkrankungen (Grond et al. 1989) (Angaben in %)

Tumordiagnose	Ersttumor	Zweittumor
Prostatakarzinom	38,9	
Nierentumor	30,6	2,8
Harnblasentumor	26,4	2,8
Hodentumor	2,8	
Uroepithelialer Tumor	1,4	
Nichturologischer Tumor		2,8
Schmerzlokalisation (Mehrfachnennungen)		
Kopf, Gesicht und Mund	5,6	
Hals	2,8	
Schulter und Arme	2,8	
Thorax	18,1	
Abdomen	31,9	
LWS, Sakrum, Kokzygeum	62,5	
Becken	45,8	
Anal-, Perianal- und Genitalregion	8,3	
Beine	40,3	

Tabelle 8.3. Schmerzursachen und -typen bei 72 Patienten mit malignen urologischen Erkrankungen (Grond et al. 1989). (Mehrfachnennungen, Angaben in %)

Schmerzätiologie:	
Tumorbedingt	91,7
Therapiebedingt	12,5
Tumorassoziiert	8,3
Tumor- und therapieunabhängig	8,3
Schmerztyp:	
Periost/Knochenschmerz	55,6
Neuropathischer Schmerz	41,7
Viszeraler Schmerz	37,5
Weichteilschmerz	29,2

zwei bzw. bei 1,4% drei verschiedene Schmerzursachen beobachtet wurden. Bei 45,8% der Patienten wurden nur ein Schmerztyp, bei 44,4% zwei und bei 9,7% drei oder mehr unterschiedliche Schmerztypen gefunden.

Die von uns eingeleitete Schmerztherapie bestand prinzipiell aus folgenden Komponenten (Zech et al. 1988):

– individuell angepaßte Applikation und Dosierung von Analgetika nach dem WHO-Stufenplan (Ventafridda et al. 1985; WHO 1986):
  1. Stufe: Nichtopiatanalgetikum
  2. Stufe: Nichtopiatanalgetikum + niederpotentes Opiat
  3. Stufe: Nichtopiatanalgetikum + hochpotentes Opiat

- Koanalgetika, wie Steroide, Antikonvulsiva oder Antidepressiva, die zwar keine eigentlichen Analgetika sind, aber bei bestimmten Indikationen eine schmerzreduzierende Wirkung besitzen (Woo, Seltzer 1987; WHO 1986),
- Begleitmedikation aus Laxanzien, Antiemetika, Sedativa u. a. zur Prophylaxe von Nebenwirkungen der Analgetika oder zur Therapie von Begleitsymptomen (WHO 1986; Zech et al. 1988),
- Maßnahmen zur Ausschaltung der Schmerzursache, z. B. tumorreduzierende Verfahren, wie palliative Operation, Radiatio und Chemotherapie in Zusammenarbeit mit Urologen und Strahlentherapeuten,
- Unterbrechung der Schmerzleitung durch Blockaden, Neurolysen und Chordotomien, letztere in Zusammenarbeit mit der Neurochirürgie, sowie
- weitere Maßnahmen, wie begleitende Gespräche, physikalische Therapie u. a.

Der Behandlungserfolg wurde regelmäßig überwacht. An jedem Kontrolltermin wurde die Schmerzintensität für die Tage seit der letzten Vorstellung mit einer sechsstufigen deskriptiven Skala (verbal rating scale, VRS) (Jensen 1986) erfragt. Aus diesen Angaben wurde die Summe der Therapietage aller Patienten mit einer bestimmten Schmerzintensität berechnet. Ebenso wurde mit Nebenwirkungen und Begleitsymptomen verfahren.

In Abbildung 8.2 sind die Häufigkeiten vor Beginn unserer Behandlung und am ersten Kontrolltermin aufgeführt. Vor Therapiebeginn klagten fast alle Patienten (93,1%) über starke bis nicht stärker vorstellbare Schmerzen. Zwar hatten sie zumeist bereits Analgetika erhalten, jedoch nicht regelmäßig und zu niedrig dosiert (Tabelle 8.4). Nur ein Viertel nahm die Medikamente regelmäßig ein, d. h. in Zeitabständen, die sich an der Wirkdauer orientieren. Über die Hälfte der Patienten erhielt Schmerzmittel nur auf Anforderung. Die Po-

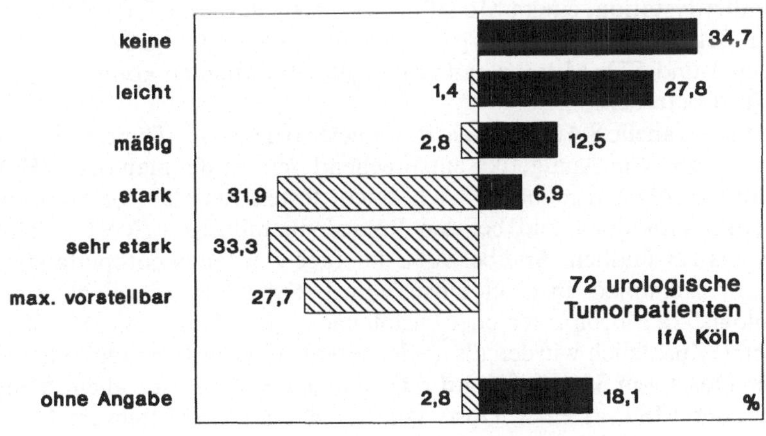

Abb. 8.2. Schmerzintensität bei Aufnahme und zum ersten Kontrolltermin

Tabelle 8.4. Vorbehandlung und Therapie in der eigenen Schmerzambulanz (Grond et al. 1989) (Angaben in %)

Analgetika	vorher (n = 72)	1. Therapie (n = 72)	letzte Therapie (n = 72)	beim Tod (n = 20)
keine[a]	2,8	2,8	2,8	0
oral:				
keine WHO-Stufe[b]	47,2	0	0	0
WHO I	5,6	27,8	19,4	0
WHO II	13,9	34,7	23,6	10
WHO III	18,1	27,8	33,3	40
parenteral	9,7	4,2	15,3	45
peridural	2,8	2,8	5,6	5

[a] keine Analgetika, sondern andere schmerzreduzierende Verfahren
[b] keine regelmäßige Analgetikagabe, sondern Einnahme nach Bedarf

tenz der antipyretisch-antiphlogistischen Analgetika wurde nur selten ausgeschöpft. Die bei uns für Tumorschmerzen geltenden Tagesmaximaldosen von 6 g Metamizol, Azetylsalizylsäure oder Paracetamol bzw. 0,3 g Flurbiprofen oder Diclofenac (WHO 1986) wurden nur von einzelnen Patienten erreicht, zwei Drittel erhielten nicht einmal die Hälfte dieser Dosen. Auch Opiate waren sehr niedrig dosiert. Über 80% der Patienten erhielten weniger als die halbe Tagesmaximaldosis von 600 mg Tramadol oder Tilidin, nur 2 Patienten mehr als 90 mg Morphin pro Tag. Koanalgetika waren nur bei 26,4% der Patienten verordnet gewesen.

In mehr als der Hälfte der Zeit wurde unsere Therapie ambulant durchgeführt, an 27,2% auf einer urologischen Station und an 15,8% der Tage auf einer Palliativstation, einem Modellprojekt der Deutschen Krebshilfe zur palliativen Betreuung von Tumorpatienten. Die Behandlungsdauer schwankte zwischen 1 und 572 (Mittelwert 45,8) Tagen; 20 Patienten konnten wir bis zu ihrem Tod betreuen.

Wie aus Tabelle 8.4 ersichtlich, dominierte bei unserer Therapie bei weitem die orale Gabe von Analgetika entsprechend dem Stufenplan der WHO. Die Einnahme erfolgte regelmäßig nach einem festen Zeitplan, bei den meisten Analgetika 4stündlich und bei den Retardzubereitungen (MST, Diclofenac u. a.) 8- bis 12stündlich. An über 90% der Tage wurden Nichtopiatanalgetika, vor allem Metamizol in einer Dosis von 3−6 g/d oder die nichtsteroidalen Antiphlogistika Flurbiprofen oder Diclofenac in einer Dosis von 150−300 mg/d eingesetzt. Zusätzlich wurden als niederpotente Opiate Tramadol oder Tilidin in einer Dosis von 300−600 mg/d oder als hochpotente vor allem Morphinlösung oder MST in einer Dosis von 15−480 mg/d (Mittelwert 118 mg/d) verordnet. Morphindosen von <90 mg/d entfielen auf 45,2% der 31 Patienten, die nach WHO-Stufe III behandelt werden mußten, von 90−270 mg/d auf 48,3% und von >270 mg/d auf 6,5%.

Eine parenterale Therapie war nur an 3,9% aller Behandlungstage erforderlich, wobei als Nichtopiatanalgetikum vor allem Metamizol und als Opiate Morphin, Piritramid oder Tramadol eingesetzt wurden. Nur an 6,2% der Tage (bei 5,6% aller Patienten) wurden peridurale Opiate verabreicht.

An über der Hälfte der Behandlungstage sahen wir die Indikation für zusätzliche Koanalgetika. Andere Begleitmedikamente zur Therapie oder Prophylaxe von Nebenwirkungen bzw. weiterer belastender Symptome wurde an mehr als 80% aller Behandlungstage eingesetzt (Tabelle 8.5).

Die Compliance war bei über 75% der Patienten gut. Bei den wenigsten Kranken konnte die Therapie für lange Zeit unverändert gelassen werden. An über 80% der Kontrolltermine (Abstand durchschnittlich 8 Tage) veranlaßten wir eine Therapieänderung, am häufigsten (in über 70%) wegen stärker werdender Schmerzen, sehr selten (5%) wegen Unverträglichkeiten. Im Laufe der Zeit änderte sich die Therapie in Richtung WHO-Stufe III mit einer Zunahme parenteraler Applikationen (vgl. Tabelle 8.4). Dieser Trend wird vor allem bei sterbenden Patienten deutlich.

In Abhängigkeit von der Schmerzdiagnose wurden weitere schmerzreduzierende Verfahren eingesetzt, am häufigsten tumorreduzierende Verfahren, wie Radiatio und Hormontherapie (Tabelle 8.6).

Bereits durch unseren ersten Therapieansatz konnte eine deutliche Schmerzreduktion erzielt werden (vgl. Abb. 8.2). Dieser Trend hielt während der gesamten Behandlungszeit an. Nur an 7,5% aller Therapietage traten

Tabelle 8.5. Analgetika, Koanalgetika und Begleitmedikamente an 3257 Behandlungstagen von 72 Patienten mit malignen urologischen Erkrankungen (Grond et al. 1989). (Angaben in % der Behandlungstage)

Analgetika	*93,8*
Oral WHO I	12,7
Oral WHO II	20,5
Oral WHO III	50,5
Parenteral	3,9
Peridural	6,2
Koanalgetika	*55,0*
Neuroleptika[a]	44,2
Steroide	14,0
Antidepressiva	4,1
Antikonvulsiva	3,3
Spasmolytika	2,0
Muskelrelaxanzien	1,4
Begleitmedikamente	*81,2*
Laxanzien	51,9
H_2-Antagonisten	42,0
Antiemetika	39,5
Antazida	14,0
Sedativa tags	5,7
Sedativa nachts	55,3

[a] Neuroleptika in niedriger Dosis werden vorwiegend als Antiemetika verordnet

Tabelle 8.6. Zusätzlich zur Analgetikatherapie verwendete schmerzreduzierende Verfahren bei 72 Patienten mit malignen urologischen Erkrankungen (Grond et al. 1989). (Angaben in %)

Hormontherapie	18,1
Externe Bestrahlung	16,7
Strontiumtherapie	1,4
Palliative Operation	8,3
Chemotherapie	5,6
Nervenblockaden und Neurolysen	5,6
TENS	2,8
Chordotomie	1,4

Tabelle 8.7. Begleitsymptome und Nebenwirkungen im Rahmen der Schmerztherapie bei 72 Patienten mit malignen urologischen Erkrankungen (Grond et al. 1989)

Symptom	vorher[a]	nach 1. Therapie[a]	gesamte Therapie[b]
Schlafstörung	81,9	22,2	16,4
Inappetenz	36,1	27,8	20,8
Obstipation	36,1	25,0	25,1
Nausea	15,3	27,8	21,2
Vomitus	13,9	23,6	18,1
Miktionsstörung	11,1	6,9	6,4
Gastrointestinale Beschwerden	6,9	13,9	12,4
Benommenheit	4,2	13,8	5,0
Pruritus	1,4	12,5	9,8

[a] Angaben in % der Patienten
[b] Angaben in % der 3257 Behandlungstage

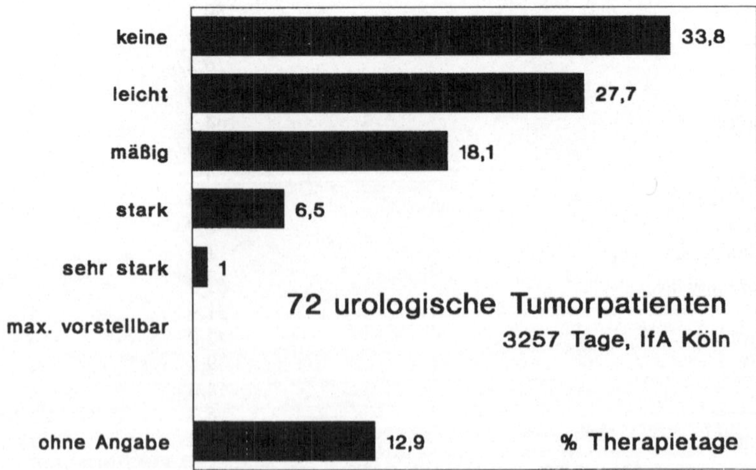

Abb. 8.3. Schmerzintensität während des gesamten Behandlungszeitraums

stärkere Schmerzen auf, die in der Regel durch Zusatzmedikationen kupiert werden konnten. An 60% der Tage waren die Patienten vollkommen schmerzfrei oder hatten nur leichte Restschmerzen (Abb. 8.3).

Die meisten Patienten litten neben ihren Schmerzen an weiteren Symptomen, vor allem an Schlafstörungen, Obstipation und Inappetenz (Tabelle 8.7). Durch den ersten Therapieansatz konnten diese Beschwerden zwar vermindert werden, es kam jedoch zur Zunahme anderer Symptome, wie gastrointestinaler Reizerscheinungen, Nausea, Vomitus, Benommenheit und Pruritus. Im gesamten Behandlungszeitraum bestanden solche Beschwerden an über 60% der Tage, wobei Obstipation, Nausea, Vomitus und Inappetenz dominierten. Nausea und Vomitus waren je zur Hälfte Nebenwirkungen der Analgetikatherapie bzw. Begleitsymptome der Tumorerkrankung. Obstipation wurde bei zwei Dritteln der Patienten durch die Erkrankung und nur bei einem Drittel durch die Therapie verursacht.

8.3 Zusammenfassung

Zur Durchführung einer effizienten Schmerztherapie ist ein solides Wissen über Ätiologie, Mechanismus und Lokalisation der Schmerzen sowie über die Besonderheiten der Tumorprogression unverzichtbare Voraussetzung (Foley 1985; Sundaresan u. DiGiacinto 1987).

Die eigenen Patienten wurden uns in aller Regel erst in einem weit fortgeschrittenen Tumorstadium vorgestellt, ein Hinweis darauf, daß die Schmerzen, wie bei anderen Malignomen, mit der Tumorprogression zunahmen (Twycross u. Lack 1983). Im Gegensatz zu postoperativen Schmerzen sind Tumorschmerzen in der Regel dauerhaft. Hierauf ist die Schmerztherapie abzustimmen: sie muß antezipativ, d. h. regelmäßig und prophylaktisch, also vor dem Wiedereintreten starker Schmerzen erfolgen, um unnötiges Leiden zu vermeiden und möglicherweise mit geringeren Analgetikadosen und weniger Nebenwirkungen auszukommen (Twycross u. Lack 1983; Ventafridda et al. 1985; WHO 1986; Zech et al. 1988). Jederzeit kann allerdings eine unvorhersehbare Zunahme der Schmerzen eintreten, weshalb stets die Möglichkeit einer außerplanmäßigen Zusatzmedikation gegeben sein muß (Portenoy u. Hagen 1991).

Oft beeinflußt das Tumorstadium die Auswahl des Behandlungskonzepts. Bei kurzer Lebenserwartung muß eine schnelle Schmerzreduktion erzielt werden, was in der Regel mit einer geeigneten Pharmakotherapie gelingt. Invasive Verfahren sind demgegenüber nur bei einer voraussichtlichen Lebenserwartung von mehreren Wochen bis Monaten indiziert.

Wie bei anderen malignen Erkrankungen war die Schmerzursache bei unseren Patienten überwiegend der Tumor selbst (Infiltration oder Kompression). Eine kausale Therapie besteht also zunächst aus tumorreduzierenden Verfahren, wie Radiatio, Chemotherapie u. a. Diese sind zwar oft wirkungsvoll, können aber mit vielen Nebenwirkungen belastet sein; sie sollten deshalb, wenn keine kurative Wirkung zu erwarten ist, vorwiegend mit dem Ziel einer Symptomkontrolle und Verbesserung der Lebensqualität, d. h. entsprechend zurückhaltend eingesetzt werden: das Verhältnis von erwünschten zu unerwünschten Wirkungen sollte günstiger als bei einer rein symptomatischen Schmerztherapie ausfallen (Sundaresan u. DiGiacinto 1987). Bei tumorassoziierten Schmerzen ist die kausale Therapie, wie die Lymphdrainage bei Lymphödem oder Lagerung und Hautpflege bei Dekubitus, erfahrungsgemäß zwar oft die beste, aber als alleinige Maßnahme meist nicht ausreichend.

Die Häufigkeit von Knochenmetastasen sowie die Nähe schmerzempfindlicher Weichteile, Knochen und Nerven in der Umgebung der Tumororgane sowie die Begrenzung durch das Becken sind sicher dafür verantwortlich, daß urologische Tumoren besonders häufig Schmerzen verursachen und daß meistens mehr als eine Schmerzlokalisation vorkommt. Die genaue Schmerzlokalisation ist Voraussetzung für die Planung von Nervenblockaden, Neurolysen, Chordotomien oder Bestrahlungen.

Tumorwachstum im kleinen Becken und Knochenmetastasen erklären, daß Knochenschmerzen, gefolgt von neuropathischen Schmerzen am häufigsten diagnostiziert wurden. Die Wirksamkeit der verschiedenen Analgetikagruppen wird vom Schmerztyp bestimmt. Nozizeptorschmerzen sprechen besonders gut auf Nichtopiat- (antipyretisch-antiphlogistische) Analgetika an. Bei einer entzündlichen Reaktion in der Tumorumgebung, vor allem bei Knochen- und Weichteilschmerzen, besitzen folglich die nichtsteroidalen Antiphlogistika oder Bestrahlungen einen sehr günstigen Einfluß (Hymes 1986; Twycross u. Lack 1983; Ventafridda et al. 1985; Zech et al. 1988). Neuropathische Schmerzen werden dagegen oft weder durch Nichtopiatanalgetika noch durch Opiate ausreichend gebessert (Zech et al. 1988). In diesen Fällen sind meist Koanalgetika (wie Antikonvulsiva u. a.) oder neurolytische Blockaden wirkungsvoller (American Pain Society 1987; Twycross u. Lack 1983; WHO 1986; Zech et al. 1988).

Wir erklären uns die hohe Schmerzintensität zum Vorstellungszeitpunkt durch einige schon häufig kritisierte Behandlungsfehler: den Patienten waren zu geringe analgetische Einzeldosen bei zu langen Einnahmeintervallen verordnet worden, und Koanalgetika wurden viel zu selten eingesetzt. Die therapeutischen Erfolge nach der Korrektur dieser Fehler belegen diese Kritik nachdrücklich. Im Vordergrund unserer Therapie standen orale Analgetika, um eine größtmögliche Unabhängigkeit der Patienten von Arzt und Krankenhaus zu gewährleisten (Twycross u. Lack 1983; Zech et al. 1988). Analgetika sind jederzeit verfügbar und vermögen – richtig eingesetzt – auch starke Schmerzen schnell und nebenwirkungsarm zu reduzieren. So konnten wir den meisten Patienten bereits durch den ersten Therapieplan ausreichend helfen.

Analgetika müssen bei Tumorschmerzen „nach der Uhr" und nicht „nach Bedarf" verordnet werden, um einen gleichmäßigen Wirkstoffspiegel zu erreichen. Schwankende Blutkonzentrationen mit Phasen völliger Analgesie und solchen stärkster Schmerzen sind dem Patienten nicht zumutbar und von einer höheren Nebenwirkungsrate begleitet (Schoon et al. 1987; Twycross u. Lack 1983). Die Einnahmezeiten sollten der Wirkungsdauer angepaßt werden, wobei sich für die meisten Analgetika 4stündliche und nur für Buprenorphin oder retardierte Zubereitungen 8- bis 12stündliche Intervalle bewährt haben.

Die Festlegung der jeweiligen WHO-Stufe muß in Abhängigkeit von Schmerzintensität und Vorbehandlung erfolgen. Auf Nichtopiatanalgetika soll auch unter einer Opiattherapie nur in Ausnahmefällen verzichtet werden (Pollen u. Schmidt 1979; Ventafridda et al. 1985). Metamizol ist nach unserer Auffassung wegen seiner hohen analgetischen Potenz und der nur selten auftretenden Nebenwirkungen das Mittel der Wahl; bei viszeralen Schmerzen wird es wegen seiner spasmolytischen Wirkung bevorzugt (Zech et al. 1988). Die Nichtopiatanalgetika wurden von uns mit gutem Erfolg in höheren Dosen eingesetzt, als sie bei nichtmalignen Schmerzen gebräuchlich sind.

Als niederpotente Opiate benutzten wir Tilidin oder Tramadol in hohen Dosen bis 600 mg/d; hierunter erwiesen sich Wirksamkeit und Verträglichkeit als ausgesprochen gut. Mit zunehmender Erkrankungsdauer mußten die Nichtopiatanalgetika meist mit hochpotenten Opiaten kombiniert werden. Die Schmerztherapie erfordert also bei vielen urologischen Tumorpatienten BtMVV-pflichtige Analgetika. In unserer Schmerzambulanz bevorzugen wir Morphin (als Lösung oder Retardtablette), wobei wir die Dosis bis zur Erzielung einer ausreichenden Analgesie allmählich steigern. Die letztlich benötigten Morphindosen fielen wegen der gleichzeitigen Gabe von Nichtopiatanalgetika und Koanalgetika geringer aus als erwartet. Eine Toleranzentwicklung konnten wir nur selten beobachten; eine solche scheint bei malignen Erkrankungen trotz gegenteiliger Auffassungen kein großes Problem zu sein (Schoon et al. 1987; Zech et al. 1988). Notwendige Dosissteigerungen lassen sich in den meisten Fällen durch eine Tumorprogression, also eine Schmerzzunahme, erklären.

Die Indikation zur parenteralen oder periduralen Analgetikazufuhr wurde nur selten gestellt, weil wir sie weniger in Abhängigkeit von der Schmerzintensität als von Nebenwirkungen und Begleitsymptomen sehen. Kontraindikationen gegen eine orale Therapie, wie Schluckstörungen, unstillbares Erbrechen, Bewußtseinsstörungen u. a. wurden mit zunehmender Tumorprogression häufiger, wenngleich etwa die Hälfte der Patienten bis zum Tod oral therapiert werden konnte. Um gleichmäßige Gewebskonzentrationen zu erzielen, sollen parenterale oder peridurale Analgetika bevorzugt kontinuierlich als Dauerinfusion oder mit einer tragbaren Pumpe zugeführt werden. Wenn kein venöser Zugang vorhanden ist, läßt sich Morphin recht einfach subkutan verabreichen (Schoon et al. 1987). Für eine peridurale Opiatapplikation wird der Katheter in der Regel subkutan getunnelt und direkt oder über einen subkutanen Port mit einer externen Pumpe verbunden. In ausgewählten Einzelfällen stellen intrathekale oder intraventrikuläre Opiatzufuhr bzw. die Implantation von Analgetikapumpen weitere Alternativen dar (Payne 1987; WHO 1986).

Auch bei urologischen Malignomen sollten häufig Koanalgetika eingesetzt werden. Kortikosteroide (z. B. 4–16 mg/d Dexamethason) sind wegen ihrer antiödematösen und antiphlogistischen Wirkung bei allen durch Tumorkompression verursachten Schmerzen geeignet, wobei solche infolge von Nervenkompression besonders gut ansprechen (Twycross u. Lack 1983; Zech et al. 1988). Zusätzlich besitzen sie roborisierende und euphorisierende Effekte. Antikonvulsiva (z. B. 1–2 mg/d Clonazepam) sind bei einschießenden und Antidepressiva (z. B. 25–100 mg/d Amitriptylin) bei brennenden neuropathischen Schmerzen den Analgetika oft überlegen (Twycross u. Lack 1983; Woo u. Seltzer 1987). Calcitonin und Diphosphonate sind möglicherweise bei Knochenmetastasen in Erwägung zu ziehen. Die routinemäßige Gabe von Neuroleptika halten wir nicht für sinnvoll, da sie oft beträchtliche Nebenwirkungen verursachen. Neuroleptika in niedriger Dosierung können jedoch wegen ihrer guten antiemetischen Wirkung indiziert sein.

Auch andere durch das Grundleiden oder die Therapie verursachte Symptome bzw. Nebenwirkungen beeinflussen die Lebensqualität (Twycross u. Lack 1983). Ihre Inzidenz läßt sich meistens nur symptomatisch, also durch eine Begleitmedikation senken, ein kausaler Therapieansatz sollte jedoch immer erwogen werden. Einige Analgetika werden von vielen Patienten nur in Kombination mit einer Begleitmedikation vertragen. Prophylaktisch muß Morphin oft mit einem Laxans (z. B. 15–45 mg/d Lactulose oder 10–30 Tropfen/d Natriumpicosulfat) und, vor allem bei Therapiebeginn, mit einem Antiemetikum (z. B. 1–2 mg/d Haloperidol oder 30–60 mg/d Metoclopramid) kombiniert werden; bei antipyretisch-antiphlogistischen Analgetika und Kortikosteroiden sind H_2-Antagonisten zu erwägen. Wie aus Tabelle 8.7 ersichtlich, kam es unter der Schmerztherapie als Nebenwirkung der Opiate zu einer Zunahme von Nausea, Vomitus und Benommenheit, unter antipyretisch-antiphlogistischen Analgetika oder Kortikosteroiden häuften sich gastrointestinale Begleiterscheinungen. Die Patienten sollten deshalb routinemäßig danach gefragt werden, um frühzeitig durch Änderung der Lebensführung, einen kausalen Therapieansatz oder eine konsequente Begleitmedikation Abhilfe zu schaffen (Foley 1985; Zech et al. 1988).

Die Lebensqualität der Patienten, aber auch die Schmerzintensität, werden wesentlich durch die psychosoziale Situation beeinflußt. Wir sind überzeugt, daß dieser Einfluß gerade bei urologischen Patienten bei jeder Behandlung bedacht werden muß.

Als Schlußfolgerung läßt sich feststellen, daß beim Prostatakarzinom in aller Regel eine zufriedenstellende Schmerzreduktion erzielt werden kann. Die Therapie wird dabei meistens mehrgleisig geführt, um die Effektivität zu steigern. Invasive Verfahren spielen gegenüber der oralen Pharmakotherapie eine untergeordnete Rolle, sind jedoch in Einzelfällen eine wertvolle Ergänzung. Voraussetzungen für den Erfolg sind neben einer Kenntnis der wichtigsten schmerztherapeutischen Methoden das Stellen einer exakten Schmerzdiagnose und regelmäßige Kontrollen. Der Arzt muß bemüht sein, durch ausführliche Gespräche mit dem Patienten dessen Compliance zu erhöhen. Die Bereitschaft, großzügiger BtMVV-pflichtige Analgetika zu verschreiben, wird ihm bei diesem Ziel entscheidend helfen können.

Literatur

Allen KL, Johnson TW, Hibbs G (1976) Effective bone palliation as related to various treatment regimens. Cancer 37:984–987

American Pain Society (1987) Principles of analgesic use in the treatment of acute pain or chronic cancer pain. Clin Pharm 6:523–532

Benson RC, Hasan SM, Jones AG, Schlise S (1982) External beam radiotherapy for palliation of pain from metastatic carcinoma of the prostate. J Urol 127:69–71

Bonica JJ (1990) Cancer pain. In: Bonica JJ (ed) The management of pain, 2nd edn. Lea & Febiger, Philadelphia, pp 400–460

Daut RL, Cleeland CS (1982) The prevalence and severity of pain in cancer. Cancer 50:1913–1918

Flamm J, Burkert S (1981) Radioaktive Substanzen (^{32}P und ^{89}Sr) in der Schmerzbehandlung bei Knochenmetastasen. Z Urol Nephrol 74:801–806

Foley KM (1985) The treatment of cancer pain. N Engl J Med 313:84–95

Gilbert HA, Kagan AR, Nussbaum H et al. (1977) Evaluation of radiation therapy for bone metastases: pain relief and quality of life. AJR 129.1095–1096

Glaser MG, Howard N, Waterfall N (1981) Carcinoma of the prostate: the treatment of bone metastases by radiophosphorus. Clin Radiology 32:695–697

Grond S, Zech D, Schug SA, Meuser T, Stobbe B, Lehmann KA (1989) Schmerzdiagnose und Schmerztherapie bei malignen urologischen Erkrankungen. Aktuel Urol 20:300–306

Hymes J (1986) Cancer pain management. In: Graham SD (ed) Urologic oncology. Raven, New York, pp 447–457

International Association for the Study of Pain (1986) Classification of chronic pain. Pain [Suppl 3]:1–226

Jensen MP (1986) The measurement of clinical pain intensity: a comparison of six methods. Pain 27:117–126

Lehmann KA (1990) Opioide and Antagonisten. Klinische Pharmakologie für Anästhesisten, Intensivmediziner und Schmerztherapeuten. Springer, Berlin Heidelberg New York Tokyo

Lehmann KA, Zech D (eds) (1991) Transdermal fentanyl. A new approach to prolonged pain control. Springer, Berlin Heidelberg New York Tokyo

Lewington VJ, McEwan AJ, Ackery DM (1991) A prospective, randomised double-blind crossover study to examine the efficacy of strontium-89 in pain palliation in patients with advanced prostate cancer metastatic to bone. Eur J Cancer 27:954–958

Lloyd JW, Rawlinson WAL, Evans PJD (1981) Selective hypophysectomy for metastatic pain. A review of ethyl alcohol ablation of the anterior pituitary in a regional pain relief unit. Br J Anaesth 53:1129–1133

Maxon HR, Schroder LE, Thomas SR et al. (1990) Re-186 (Sn) HEDP for treatment of painful osseous metastases: initial clinical experience in 20 patients with hormone-resistant prostate cancer. Radiology 176:155–159

McQuay HJ (1989) Opioids in chronic pain. Br J Anaesth 63:213–216

Pannuti F, Martoni A, Rossi AP, Piana E (1979) The role of endocrine therapy for relief of pain due to advanced cancer. Adv Pain Res Ther 2:145–165

Paulson DF (1989) The management of pain with end-stage prostatic malignancy. Probl Urol 3:307–323

Payne R (1987) Role of epidural and intrathecal narcotics and peptides in the management of cancer pain. Med Clin North Am 71:313–327

Penn CRH (1976) Single dose and fractionated palliative irradiation for osseous metastases. Clin Radiology 27:405–408

Pollen JJ, Schmidt JD (1979) Bone pain in metastatic cancer of prostate. Urology 13:129–134

Portenoy RK, Hagen NA (1991) Breakthrough pain: definition, prevalence and characteristics. Pain 41:273–281

Schoon W, Erdmann H, Kleeberg UR (1987) Die kontinuierliche subkutane Opioidinfusion in der onkologischen Schmerztherapie. Med Klin 82:805–811

Stoll BA (1981) Breast and prostatic cancer: methods and results of endocrine therapy. In: Stoll BA (ed) Hormonal management of endocrine-related cancer. Lloyd-Luke, London, pp 77–91, 148–157

Sundaresan N, DiGiacinto GV (1987) Antitumor and antinociceptive approaches to control cancer pain. Med Clin North Am 71:329–348

Twycross RG, Lack SA (1983) Symptom control in far advanced cancer: pain relief. Pitman, London

Varga ZA, Clicksman AS, Boland J (1969) Single-dose radiation therapy in the palliation of metastatic disease. Radiology 93:1181–1184

Ventafridda V, Saita L, Ripamonti C, De Conno F (1985) WHO Guidelines for the use of analgesics in cancer pain. Int J Tissue React 7:93–96

Woo R, Seltzer JL (1987) Pain control for the urologist. Urol Clin North Am 14:405–417

World Health Organisation (1986) Cancer pain relief. Geneva

World Health Organisation (1990) Cancer pain relief and palliative care. Report of a WHO expert committee. Geneva

Zech D, Schug SA, Horsch M (1988) Therapiekompendium Tumorschmerz. Perimed, Erlangen

Diskussion

R. NAGEL: Es ist fraglos so, daß wir Urologen zufrieden sind, solange die Hormone dem Patienten helfen. Und in dieser Zeit sehen Sie die Patienten ja auch nicht. Sie bekommen den Patienten dann überwiesen, wenn er, wie es bei uns heißt, hormonrefraktär ist und Schmerzen hat. Ob er die antiandrogenen Hormone dann noch weiter bekommt, spielt wohl sicher keine Rolle mehr.

K. A. LEHMANN: Ich halte es auch gar nicht für gravierend, daß wir die Patienten erst dann sehen, wenn die Hormone nicht mehr wirken. Ich möchte allerdings sehr für folgendes Vorgehen plädieren: Wenn eine Hormontherapie nicht mehr ausreichend wirkt und stärkere Schmerzen auftreten, sollten die Urologen unverzüglich ein Schmerzzentrum hinzuziehen, das dann früh mit einer palliativen Therapie beginnen kann. Ich kenne genügend Fälle, in denen die Patienten ihren Doktor verflucht haben, weil er erst noch einmal eine Weile ausprobieren wollte, ob er mit der Hormontherapie nicht vielleicht doch noch weiterkäme. Sie als Urologen werden dies sicher nicht gern hören, dennoch gibt es diese Fälle.

R. NAGEL: Es gehört zur Qualität jedes Facharztes, würde ich sagen, daß er seine Grenzen und die der Therapie kennt. Wenn die Hormone nicht mehr wirken, dann wirken sie nicht mehr. Und wenn der Patient sagt, daß er Schmerzen habe, dann weiß man, daß dieser Patient hormonrefraktär geworden ist. Wenn man es dann mit Estramustinphosphat versucht, dann weiß man schon nach 14 Tagen, wenn die Schmerzen nicht weitgehend gebessert sind, daß auch dieses Medikament wirkungslos ist.

K. A. LEHMANN: Ist es aber nötig, dies 14 Tage auszuprobieren, oder kann man in dieser Zeit nicht schon etwas gegen die Schmerzen tun? Ich meine Schmerzen, die auch schon nach 2 Tagen bemerkbar sind. Oder muß der Patient wirklich 14 Tage lang einen Leidensweg gehen, bis der Urologe sich entscheidet: Dieses Präparat wirkt jetzt nicht mehr. Ich möchte dies nicht, und ich glaube, Sie auch nicht.

R. NAGEL: Estramustinphosphat ist ja zweifellos kein Schmerzmittel, es ist ein Kombinationspräparat aus Stickstofflost und einem Östrogen, das allerdings eine Response-Rate von 30% hat bezüglich der Schmerzbeseitigung.

K. A. LEHMANN: Und eine Versagerquote von 70%.

R. NAGEL: Sicher, das gilt ja auch für die Zytostatika in gleichem Maße. Oder Sie müssen uns sagen, daß wir beides gleichzeitig machen sollten.

K. A. LEHMANN: Dafür möchte ich plädieren.

R. Nagel: Dann ergibt sich die Frage, wie diese Kombination toleriert wird und wie überschaubar ist, was dann hilft. Ich glaube, wir kommen dann in Gebiete, die weder für den Patienten noch für den Arzt in irgendeiner Form überschaubar sind. Das haben Sie aber auch nicht in Ihrem Schema angegeben: Chemotherapie plus Schmerztherapie.

K. A. Lehmann: Doch, die Chemotherapie war als Kausalverfahren der Schmerztherapie aufgeführt. Ich wehre mich entschieden dagegen, daß der Schmerz in der Tumormedizin einen so überragenden Stellenwert als Diagnosehilfe und Warnsystem behält, wie er ihn bisher hat. Dies darf schon lange nicht mehr in der Notfallmedizin gelten, dies darf auch bei Tumorpatienten nicht zutreffen. Wir verfügen heute über so viele andere Verfahren, um die Tumorausdehnung und -progression zu verifizieren, daß wir das Leiden des Patienten nicht als einen Parameter anwenden müssen, um den Verlauf des Tumors abzuschätzen.

R. Nagel: Ich glaube, hier handelt es sich schlichterdings um ein Mißverständnis. Denn wir warten ja nicht auf den Schmerz, wir sind glücklich, solange der Patient keine Schmerzen hat. Und dann, so wie Sie von der ersten Stufe der Schmerztherapie auf die zweite übergehen, gehen wir dann von der ersten Stufe, etwa der Hormontherapie, auf die zweite Stufe der urologischen Therapie – etwa Estramustinphosphat – über, die man allerdings nicht zu lange ausweiten sollte. Und da muß man dann wissen: Wann kann die neue Therapie wirken? Wenn sie in dem bekannten Zeitraum (s. Estramustinphosphat) nicht wirkt, müssen wir aufhören.

K. A. Lehmann: Das ist völlig richtig. Ich denke mir auch, daß auch dieses Referat ja so geplant war, auch von Ihrer Seite, daß wir eigentlich mehr die Schnittstellen zwischen unseren Behandlungen sehen, anstatt sie gegeneinander abzugrenzen.

R. Ackermann: Ich denke, das ist eine sehr theoretische Diskussion, die hier geführt wird und die es im klinischen Alltag so überhaupt nicht gibt. Es ist doch nicht so, daß diese Patienten bei Versagen der Primärtherapie plötzlich mit massivsten Schmerzen kommen, sondern die Realität ist, daß der hormonrefraktäre Patient allmählich „rheumatische" Beschwerden entwickelt, es ziept mal hier, und es ziept mal da, und er weiß eigentlich häufig gar nicht, daß das im direkten Zusammenhang mit seinem Prostatakarzinom steht. Dann wird er untersucht. Es wird nachgeschaut, woher die Schmerzen kommen. Und dann diskutiert man vielleicht, wenn der Tumor lokal begrenzt und nicht multifokal ist, ob man nicht eine Strahlentherapie machen kann. Und selbstverständlich gibt man diesem Patienten – jeder vernünftige Doktor macht das, dazu braucht er weder Anästhesiologe noch Urologe zu sein – zunächst einmal ein einfaches Analgetikum, wie etwa Diclofenac, und sieht, wie es ihm geht. Und wenn ich dann weiß, daß die Schmerzen tatsächlich von seinem Karzinom stammen, dann schaue ich ihn mir genauer an. Natürlich nehme ich dann immer stärkere Medikamente mit der Zunahme der Intensität des Schmerzes. Dazu bin ich selbstverständlich in der Lage, auch kenne ich das Grundprinzip der Schmerztherapie, daß nach der Uhr therapiert werden muß und nicht nach Bedarf. Ich glaube, das ist auch inzwischen akzeptiertes urologisches Allgemeinwissen. Was ich nicht ganz akzeptieren kann, und das müssen Sie mir zugestehen, denn jetzt spreche ich in meiner Funktion als Generalsekretär der DGU: Urologen benötigen zur Hormontherapie des Prostatakarzinoms keinen Endokrinologen!

K.A. Lehmann: Na gut, also das ist vielleicht das einzige, dem ich ganz leichten Herzens zustimme. Ich möchte aber Ihre Argumentation zumindest in Frage stellen, weil Sie sagen: Das macht heute jeder so. Dann verstehe ich nicht, wieso wir zu unserem Ergebnis gekommen sind, daß bei der Aufnahme der Patienten in unsere Behandlung 35% über starke Schmerzen, 35% über sehr starke Schmerzen und 15% über maximal starke Schmerzen klagten. Wenn das so wäre – was ich wünschte, daß es überall so wäre –, dann bräuchte ich hier heute keinen Vortrag gehalten zu haben.

R. Ackermann: Also ich denke, daß Ihre Daten sicherlich darauf hindeuten, daß ein großer Bedarf ist, daß dieses Wissen weitervermittelt wird. Und ich glaube, es ist nicht die Gruppe der klinisch tätigen Urologen, die ja in der postoperativen Phase eine große Erfahrung gesammelt haben mit der Analgetikatherapie und die auch bereit sind, gelegentlich mit höheren Dosen zu arbeiten, sondern es ist der niedergelassene Kollege, der schon lange von der Klinik weg ist. Und diese Patienten sind natürlich in der Regel keine klinischen Patienten, sondern das sagen Sie ja selbst, diese Patienten sind zu Hause und werden dort betreut. Also die Gruppe, die hier sitzt, ist vielleicht nicht der optimale Ansprechpartner, obwohl wir sehr viel gelernt haben aus dem, was Sie gesagt haben. Das Grundprinzip, das Sie dargelegt haben, ist sicherlich im vergangenen Jahr im Rahmen von Fort- und Weiterbildungsveranstaltungen des Onkologischen Arbeitskreises der Deutschen Urologen 5mal präsentiert worden.

K.A. Lehmann: Da bin ich froh, daß andere meine Meinung teilen.

M. Wirth: Ja, ich wollte auch noch etwas dazu sagen. Sie haben über 72 Patienten berichtet, und das sind ja nicht nur Prostatakarzinom-Patienten. Wenn wir davon ausgehen, daß wir jährlich etwa 8000 an Prostatakarzinom Verstorbene in der Bundesrepublik Deutschland haben und davon 70% Schmerzen haben, dann sind das annähernd 6000 Patienten. Ich bin überzeugt, daß die überwiegende Mehrheit dieser Patienten so behandelt wird, daß sie keine Schmerzen haben oder so wenig Schmerzen, wie es nur irgendwie heute möglich ist. Denn wie es Herr Ackermann eben gesagt hat, im Rahmen des Onkologischen Arbeitskreises ist es unser Ziel seit mehreren Jahren, dafür zu sorgen, daß diese Prinzipien, wie Sie sie sehr schön hier dargestellt haben, selbstverständlich auch in die urologische Therapie übernommen werden. Sie sehen ja auch daran, daß Sie hier eingeladen wurden, daß wir dieses Problem erkannt haben und dagegen etwas tun wollen. Und Ihre Sorge um die Patienten, daß sie schmerzfrei werden, die haben wir auch.

K. A. LEHMANN: Vielen Dank, daß Sie diese Sorge teilen. Auf Ihre Entgegnung möchte ich folgendes antworten: So wie Sie davon überzeugt sind, daß diese 65% Patienten keine Schmerzen haben, so bin ich davon überzeugt, daß Sie irren. Es gibt weltweit vielleicht 20 internationale Journale, die sich mit Schmerzphysiologie, Schmerzdiagnose und Schmerztherapie beschäftigen – und all diese lese ich, weil ich mich nicht nur als Anästhesist dafür interessiere. Seien Sie mir nicht böse, wenn ich wiederhole: Sie irren. Die weltweit publizierten Zahlen sind einfach so, daß wir Ärzte uns schämen müssen. Ich sage nicht, Sie Urologen oder wir Anästhesisten, sondern wir Ärzte, und das gilt insbesondere für die Situation in Deutschland. Um die Schmerztherapie zu verbessern, muß als erstes das Bewußtsein für die Defizite verändert werden. Dies sollte eigentlich einfach sein, aber es ist uns bisher noch nicht gelungen, nicht überall gelungen, wenn Sie so wollen. Und ob Ihr Kreis hier der falsche Adressat war, kann ich schlecht beurteilen. Allerdings denke ich, daß einige von Ihnen, die demnächst die Klinik verlassen werden, das Kollektiv bilden werden, an das diese „Publikumsbeschimpfung" gerichtet war, und Sie selbst dann den kleinen Prozentsatz darstellen, den wir dann nicht mehr zu „beschimpfen" brauchen.

R. NAGEL: Recht herzlichen Dank. Wir Kliniker empfinden uns dann als Botschafter, die Ihre Message weiterreichen nach dem Motto: „Wer ewig strebend sich bemüht . . .". Und ich denke, es gibt gewisse Dinge in der Medizin, die auch eine gewisse Zeit benötigen, um Allgemeingut zu werden.